水と塩を変えると病気にならない

新谷弘実
shinya hiromi

マガジンハウス

水と塩を変えると病気にならない

まえがき

「理想の健康」に至る最短距離

忙しい日常の中で体調をコントロールしていくのは、決して容易なことではありません。ここ一番で踏ん張りが利かない、やる気が出ない、精神的に不安定でついイライラしてしまう……誰もが少なからずこうした経験をしたことがあるでしょう。

年齢を重ねるとともに体が衰えていくのは自然の摂理ですから、思い通りにいかないことが増えること自体、ある意味で仕方ないことです。

しかし、その一方で、歳をとればとるほど身についてくる知恵もあります。この知恵をどれだけ自分のものにできるか？　じつはここに長い人生を豊かに、思い通りに生き抜くためのカギが隠されているのです。

人生の成功哲学のようなものですが、こうした秘訣が書かれた書物を読んだり、話を聞いたりしても、なかなか自分が変えられないという人は多いかもしれません。ただ、理解してほしいのは、あなたのやる気や能力の問題では必ずしもないということ。なぜなら、一番肝心なことが十分に説かれていないからです。

それが、この本のメインテーマとなる食べ物と心・体との関わりです。

要するに、毎日食べているものがあなたの足を引っ張っているのです。この点に気づかないまま頑張っても、プラス思考をしても現実は変わりません。心がけたことも長続きせず、自分の限界を感じてしまうだけでしょう。

自分を変えたいと考えるのなら、まずは毎日食べているものに目を向けてください。

食べ物を変えれば、食べ物の栄養素によって作られている細胞の質が変わっていきます。細胞から作られている体中の組織器官が変わります。

血液もきれいになり、もちろん脳の働きも活発になるでしょう。

体が変わり、心も変わる。――あなた自身の能力が発揮できる基盤が整うのです。細胞が元気になれば、見た目も若々しくなり、人間的な魅力も出てきます。

これはきわめて当たり前の真理ですが、多くの人はこうした自分の足元にあるものを軽視し、あまり役立てようと発想しません。

それどころか、こうして私の本を読みながら、「食べ物を変えたくらいで自分が変わるわけはない」とどこかで思ってはいませんか？

そのように感じてしまう最大の理由は、皆さんが知っている栄養学に問題があるからです。私が提唱する食事健康法（シンヤビオジマ）を学んだ人ならばおわかりでしょうが、残念ながら、カロリーや栄養バランスだけを重視する現行の栄養学では、細胞を元気にすることまではできません。

まったく無意味とまでは言いませんが、日々のコンディショニングに本当に役立てるためには、他にまず知らなければならないことがあるのです。

この本では、そのポイントを**①水、②塩、③砂糖、④油**という四つの食材の摂り方に絞ってわかりやすく紹介しています。

この四つの食材を見直すことを入り口に、あまりストイックにならず、お金も労力も極力かけずに済む、忙しい現代人にピッタリの入門書になることを心がけました。

本来、食べ物と人間の関係はとても奥の深いものですが、多くの人に役立つものにするため、これまでの著書にないシンプルな構成で「まず何を食べるべきか？」についてまとめたつもりです（さらに詳しく知りたい人のために、第5章で私のすすめる食事健康法の全体像もお伝えしています）。

いまこうして生きている以上、誰もが食べるということから逃れることはできません。

ならば、賢い食べ方を身につけ、もっと快適で、生き生きとした人生を目指してみませんか？　この本に書かれていることを実践していくことが、「理想の健康」に近づくための最短距離になるはずです。

二〇一一年三月

新谷弘実

目次

第3章　砂糖の摂り方で健康レベルはこんなに変わる

第4章 油はアンチエイジングの意外な決め手

第5章 5つのルールで「理想の食事」を身につけよう

第1章

良い水が
細胞年齢を若返らせる

prologue
プロローグ

「水の入れ替え」が健康へのファーストステップ

理想の健康を実現させるための土台となる、四つの食材。その筆頭に挙げられるのが、水です。

私たちは水がなくては生きていけません。食べ物ならばある程度食べなくても生きてはいけますが、体内から水が不足してしまえばたちまち生命の危機にさらされてしまいます。

これは誰もが感覚的にわかっていることですが、栄養学の本をひも解いても水に関する記述はほとんどありません。どんな水を飲めばいいのか？　一日の水分補給をどのように工夫すればいいか？　そもそも、良い水とはどんな水なのか？　こうした点が不思議なくらい軽視されてしまっています。

「それほど不規則な食生活をしているわけでないのに体調がすぐれないのはな

ぜだろう？　歳のせいなのだろうか？」

もしあなたがそんな疑問を感じているとしたら、まずは水の摂り方に目を向けるようにしてください。普段から体が重く、しっかり休息しても疲れが抜けないという人は、ほとんどの場合「水の入れ替え」がうまくいっていません。私たちの体は水からできています。良い水を摂り入れ、悪い水を排出させないかぎり、細胞は元気になれないのです。

体中を巡っている血液やリンパ液にしても、やはり水からできています。

太り気味のお腹を気にしているのであれば、まずはドロドロに汚れてしまった血液に目を向けるべきでしょう。老廃物を運搬してくれるリンパ液もそうです。血液やリンパ液の流れをスムーズにするためにも、まず「水の入れ替え」を心がけてほしいのです。

日頃の水分補給の仕方を見直すだけで、日々のコンディションは見違えるように改善されていきます。若さと健康を取り戻す第一歩として、この章の私のアドバイスをぜひ取り入れてください。水が大事な栄養素であるということが、ハッキリ実感できるようになるでしょう。

step 1

細胞も血液・リンパ液もじつは水からできている

水の大切さを理解するためにまず注目したいのが、体中の四〇〜六〇兆にも及ぶ細胞です。私たちの体はこうした無数の細胞によって構成されていますが、じつはこの細胞の七〇%は水によってできています。

細胞膜に覆われた水袋に、遺伝子情報が格納された核や活動エネルギーを生み出すミトコンドリアなど様々な小器官が浮かんでいるのが細胞の姿です。

遺伝子の指令によって体の各器官や組織の原料になるたんぱく質も、日々刻々、この細胞という水袋の中で作られています。

いわば、細胞内の水が様々な化学反応の媒介となっているため、水が不足すれば、活動エネルギーを生み出したり、たんぱく質を作り出したり……私たちの生命を維持する根幹の働きが低下してしまうことになるのです。

正確に言えば、多少水を飲まなくても細胞内の水（細胞内液）がすぐ失われてしまうわけではありません。問題は、細胞に十分な水が届かなくなることで古くなった水と新しい水の入れ替えがうまくできなくなるということ。

水槽に入れっぱなしの水を思い浮かべればわかりますが、細胞内の水がドロドロと淀んでしまえば、せっかく栄養素を取り込んでもそれを活かすことができません。きちんと食事を摂っているはずなのにいま一つ元気が出ず、体調が優れないとしたら、「水の入れ替え」がうまくいってない可能性があるのです。

もちろん、こうした細胞の機能低下は単純な水分不足から起こるだけでなく、飲んでいる水の質によっても影響されます。水の飲み方一つで体に負担がかかり、細胞が機能低下することもありえるのです。

体にとって水が重要な理由はこれだけではありません。

細胞内の汚れた古い水の受け皿となるのは、全身に張り巡らされているリンパ管の役割です。細胞内の古い水はこのリンパ管をつたって腎臓まで運ばれ、ここでろ過されて、尿として体の外に放出されます。

これに対して、細胞に栄養素を運んでいるのは血管の役割です。食べ物に含まれる栄養素は腸で分解され、血液に含まれる赤血球によって全身の細胞へと運ばれていきます。

お気づきかもしれませんが、細胞の老廃物を運搬するリンパ液も、細胞に栄養素を運ぶ血液も、ともに水を原料にしています。

良い水を絶えず補給していかないと、こうした細胞とのやりとりに支障が出てくるのは言うまでもありません。具体的に言えば、水不足の血液はドロドロになり、リンパ液にはゴミがたまり放題になってしまいます。

私たちが生きていくために水がいかに大事なものであるか？……多少なりともイメージできたでしょうか？　しかも、体が必要としているのは細胞の働きを活性化させ、血液やリンパ液の流れをスムーズにする「良い水」です。

世界でも稀有なくらい清流に恵まれた日本列島は、古くからこうした良い水の宝庫でした。日本人の健康は、水によって保証されてきたわけですが、残念ながら、いまの日本はこうした恵まれた環境にあるとは言えません。

細胞レベルから元気を取り戻し、血液やリンパ液の流れをスムーズにさせていくには、毎日飲んでいる水についてゼロから見直していくことが必要です。一つ一つステップを踏みながら、体を良い水で満たしていきましょう。

水を取り替えないと細胞は老化してしまう

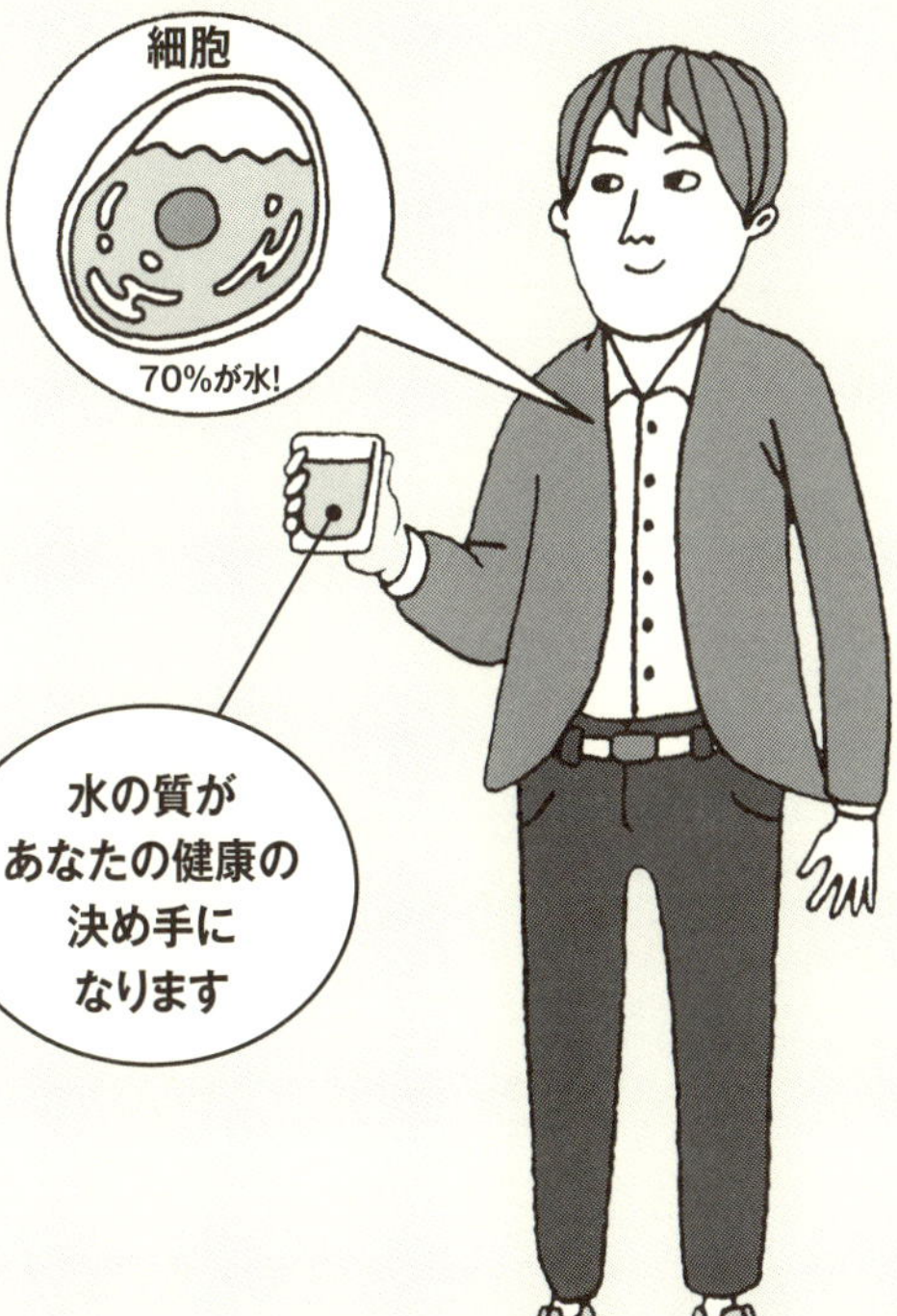
細胞
70%が水!
水の質が
あなたの健康の
決め手に
なります

細胞の70%は水からできています。古い水がたまった状態では細胞は機能低下を起こし老化するばかり。体のなかの水は積極的に入れ替えましょう。

step 2

体はたくさんの水を必要としている！

水が私たちの生命活動に欠かせないことは理解できたとして、次に考えたいのは摂取する水の量です。私たちは、毎日どれくらいの水を摂ればいいのでしょうか？

この点については、一日にどれくらいの水を排泄しているのかを考えるとわかりやすいでしょう。個人差はありますが、安静にしていた場合でも尿や便、汗などから二・五リットルが自然と排出されていくと言われています。

そう、二・五リットル排泄されるという以上、二・五リットル新たに水分補給する必要があるということです。

もちろん、そのすべてを飲料水でまかなう必要はありません。食事から一リットル程度の水分が補給できるほか、細胞内のミトコンドリアでエネルギーが作られる際にも三〇〇ミリリットル程度の代謝水が生じるといいます。

これらの点をふまえれば、一日に一～一・五リットル。――飲料水としては、これくらいの量を摂取することが目安になることがわかるはずです。

五〇〇ミリリットルのペットボトルに換算すれば、二～三本分。

どうでしょうか？　この量を多いと感じますか？　それほどでもないと感じますか？

一日中デスクワークをしているような人ならば、「少し多い」「そんなには飲めない」などと感じられたかもしれません。

しかし、そう感じられた人の多くは、じつは慢性的な水不足に陥っている可能性があります。古く汚れた水が体に滞っているため、細胞の活力も低下してしまっているでしょう。体を適度に動かすことも大事なことですが、じつは十分な水分補給をしないというだけで基礎代謝は低下してしまうものなのです。

私が危惧するのはそれだけではありません。まず、食事以外に毎日どんな形で水分補給をしているか振りかえってみてください。一般的に考えられる水分補給の対象を次に挙げてみたので、チェックしてみるといいでしょう。

□ **1、市販のミネラルウオーター**
□ **2、浄水器、ウオーターサーバーの水**
□ **3、水道水**
□ **4、緑茶、コーヒー、紅茶、ウーロン茶など**
□ **5、清涼飲料水、スポーツ飲料、栄養ドリンク**
□ **6、アルコール**

ここに挙げた水分をすべてトータルすれば、一・五リットルくらい十分に補給している。……そう感じた人もいるかもしれませんが、このなかで水分補給として本当に適しているのは1と2の「水」だけです。

3の水道水は飲料に適しているとは言えず、ほかの飲料水に関してはあくまでも嗜好品です。4の緑茶やコーヒー、5のスポーツ飲料などには様々な効果がうたわれていますが、水の代わりに飲むようなものではありません。それどころか、多量に飲めばかえって体に支障が出てしまいかねません。

なぜそう言えるのか？　これから一つ一つ検討していきましょう。

あなたは何から「水分補給」していますか？

- □ **1　市販のミネラルウオーター**
- □ **2　浄水器、ウオーターサーバーの水**
- □ **3　水道水**
- □ **4　緑茶、コーヒー、紅茶、ウーロン茶など**
- □ **5　清涼飲料水、スポーツ飲料、栄養ドリンク**
- □ **6　アルコール**

新谷先生のコメント

一日の水分補給のパターンをチェックしてみてください。1～6のうち何を一番飲んでいますか？　このなかで水分補給に適しているのは1と2の水のみです。ほかの飲料はたくさん摂取すると体に負担がかかり、逆に体が水不足に陥る場合もあります。まずは「水分は水から補給する」ことを心がけてください。もちろんこれからお伝えしていくように、水についても賢い選び方が必要になります。

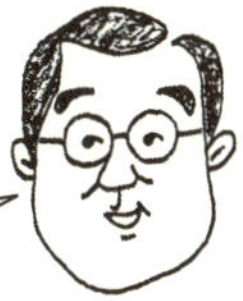

step 3

水分は「水」から摂ることが体調管理の大原則

まずは、お茶やコーヒーなどの飲料水について考えていきましょう。仕事などの合間に、ペットボトルに入ったお茶や缶コーヒーなどを飲む人は多いと思いますが、「水分は水から補給する」ということが大前提です。

お茶（緑茶、紅茶、ウーロン茶）、コーヒー。……これらの飲料に共通しているのは、カフェインを多量に含んでいるという点。

カフェインの働きとしては気分転換をうながす覚醒作用が有名ですが、じつは利尿作用が高いことも知られています。つまり、カフェイン飲料を多量に飲むことで体からかえって水分が奪われてしまう結果になるのです。

なかでも注意したいのは、ペットボトルに入ったお茶でしょう。最近では様々な茶葉をブレンドしたペットボトル飲料が販売されていますが、ヘルシーなイメージが強いせいか、水代わりに飲んでいる人も多いようです。

しかし、お茶はあくまでリラックスしたい時に適量を飲むべきものです。水の代わりになるものではありません。

たとえば、緑茶に関してはポリフェノールの一種であるカテキンが豊富に含まれていることが知られています。カテキンにはすぐれた抗酸化作用、殺菌作用のほか、血中の悪玉コレステロール（LDL）を減らしたり、血糖値を抑えたりする効果もあるとされますが、これはあくまで適度に飲んだ場合に得られるもの。

また、コーヒーに関しては、ペットボトルで飲むような習慣はないと思いますが、一日に何杯もおかわりする人を多く見受けます。カフェインには常習性がありますから、惰性でコーヒーを多飲していると一種の中毒症になってしまいます。

通常ならば、コーヒーはせいぜいカップ一～二杯程度で十分だと感じるはずですが、もしそれ以上に体が欲しているとしたら、ストレスがかなりたまっている証拠であると考えてください。仕事などのストレスが蓄積されると、自律神経のうち活動時に働く交感神経ばかりが優位になってしまうでしょう。

多くの人はお茶やコーヒーで一息つくことで心身をリラックスさせようとするわけです

が、度を超してしまえば疲れた体がさらに興奮し、自律神経の働きもアンバランスになってしまうということです。もちろん、たくさん飲んだからといって、それが水分補給につながるものでないことはお伝えした通りです。

最近では、こうしたカフェインのリスクを気にする人も増え、ノンカフェインのハーブティーや薬草茶などを飲む人も少なくないようです。これは決して悪い傾向ではありませんが、気をつけてほしいのは、これらのお茶の多くはもともと「薬」として飲まれてきたものであるということ。

日々の体調を整えるために、自分の体に合った薬草茶を飲むことはいいことですが、それは水分補給という目的とは分けて考えるべきです。水分はあくまで水を飲むことで補うようにし、水以外の飲料水は一日に必要な一〜一・五リットルにはカウントしない。まずはこの点を心がけることから始めていきましょう。水がしっかりと補給できるようになると、お茶やコーヒーの摂取も「適量」に落ち着くようになります。カフェイン中毒になることもなく、リラックス効果も得られやすくなるはずです。

お茶やコーヒーの飲みすぎは「水分不足」を引き起こす

飲み物の種類		目的	注意点
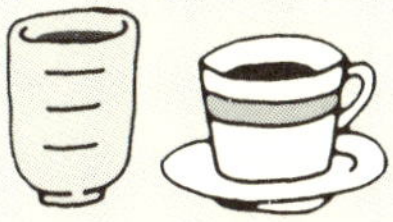 お茶やコーヒー	➡	リラックス	**少量が原則**（カップ1～2杯程度／1日）
水 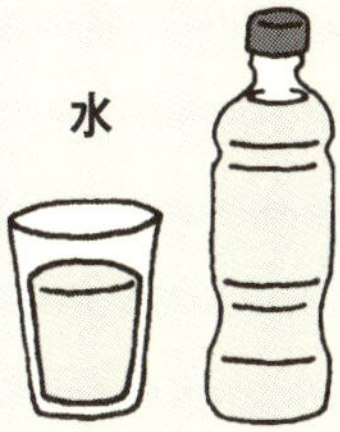	➡	生命の維持	**たっぷり飲むこと**（1～1.5ℓ／1日）

新谷先生のコメント

お茶やコーヒーは、心身をリラックスさせるために少量をゆっくり飲むことが原則。体にいいからとたくさん飲むようなものではありません。これはノンカフェインのハーブティーなども同様。もともと薬として飲んでいたものですから、適量を心がけることが大事です。たっぷり飲んでいいのは、生命の維持に必要な水だけだと心得ましょう。

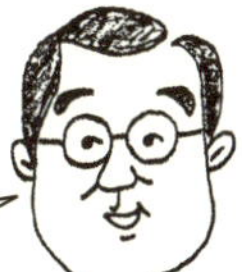

step 4

「糖」が入った飲料水はこうして減らそう

前項では、「生命の維持を目的にした水とリラックスを目的にしたお茶やコーヒーでは摂取の意味合いが違う」ということを述べました。

次に気をつけてほしいのは、砂糖が多く含まれる清涼飲料水の摂り方についてです。

砂糖の問題については第3章で詳しく解説したいと思いますが、清涼飲料水の多くに含まれているのは、液糖と呼ばれているシロップ状の合成甘味料です。缶やペットボトルの原料表示に、「果糖ブドウ糖液糖」「異性化果糖」などと書かれているものが該当すると考えればいいでしょう。

こうした液糖は摂取するとすぐに吸収されるため、一度に多量に飲むと血糖値が急上昇してしまうリスクが出てきます。

血糖値は上がると一種のカンフル剤になって気持ちが高揚し、体が元気になりますが、急激に上がったものは急激に下がります。そうなれば今度は気持ちがガクンと落ち込みます。そこでまた液糖の入った飲料が飲みたくなる。

飲むとまた血糖値が急上昇しますから、一時的に元気になれる。しかし、しばらくすればまた落ちてしまいます。……こうしたことを繰り返していくと精神的にアンバランスになり、自分で感情がコントロールしにくくなってしまいます。

砂糖の摂りすぎ＝太るということを気にしている人は多いと思いますが、それは血液中の余った糖が脂肪に変換されていくため。しかし、そうなる過程をたどっていくと、メンタルにも悪い影響が出てくるのです。

体が甘みを欲するのは自然なことですが、私たちはこの欲求ばかりを拡大させてしまっている傾向にあります。すべてに言えることですが、過剰になるのは良いことではありません。前項で述べたように、まず「水から水分補給する」ことを習慣にして甘いものの過剰摂取を少しずつ減らしていくべきでしょう。

こうした飲料水をつい飲んでしまうという人は、手始めに糖分の少ないタイプを選んで摂るようにしてください。近年では糖質ゼロ、カロリーオフのものも増えていますから、これらのタイプに切り替えることから始めるのもいいかもしれません。炭酸飲料のスカッとした発泡感を味わいたい時は、無糖の炭酸水に切り替えてみるといいでしょう。スポーツ飲料を摂取する場合も、粉末タイプのものを購入して多めの水に薄めて飲むようにしたほうが体の負担が少なくて済みます。

ささいなことですが、こまめにこうした点を心がけていくと体調管理がラクになっていきます。善し悪しを問う以前に、清涼飲料水は基本的には嗜好品の一つです。のどを潤すことはできますが、ここまで繰り返してきたように、水の代わりにはなりません。水分補給の一番の目的は生命を維持することにあるのです。この重要性を理解して「水」の摂り方を再検討するようにしてください。

なお、清涼飲料水の中には果汁一〇〇%のジュースも含まれますが、もし摂るのなら濃縮還元されていないストレートタイプを選んでください。

濃縮還元タイプは原料を加熱しているため、ビタミンが十分に補給できないほか、生命力の源である酵素も失われてしまっています（酵素については172ページを参照）。果物は生の状態でいただくのが一番です。果物に含まれる糖（果糖）は、適度に摂っているかぎりは砂糖のように体には負担がかかりません。甘い物の摂りすぎを改善する第一歩として、果物をたっぷり摂ることも心がけるといいでしょう。

「砂糖」の摂りすぎは メンタルにも影響

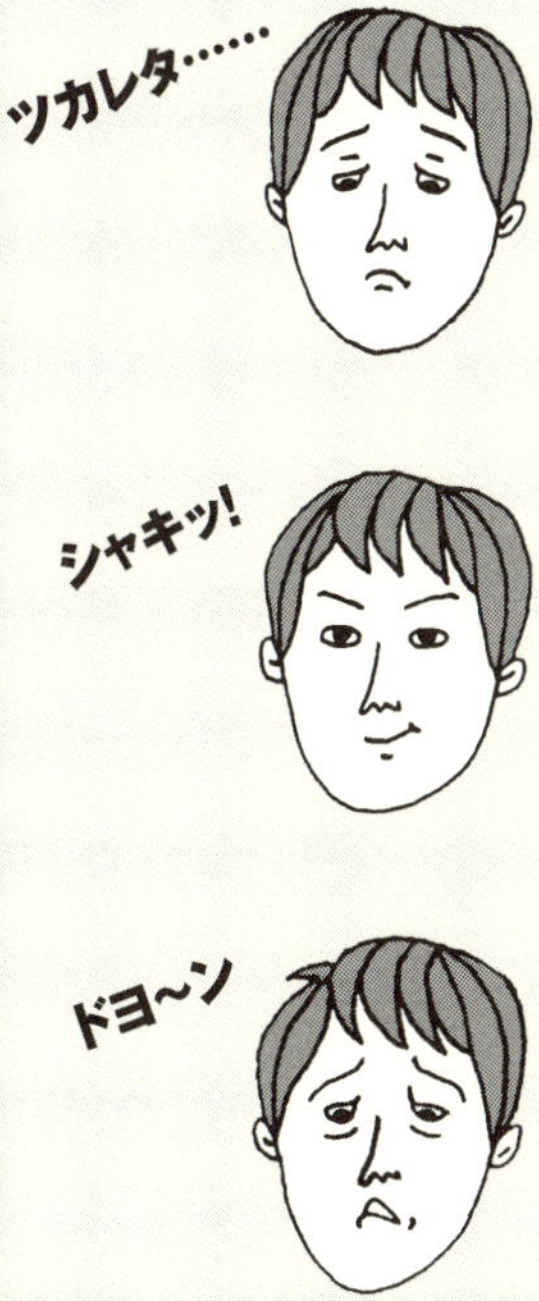

① **疲れたので甘いものが欲しくなる**
（お菓子や清涼飲料水を摂る）

↓

② **血糖値が急上昇し一時的に元気になる**

↓

③ **急上昇した血糖値はすぐに急降下する**
（気持ちが落ち込みまた甘いものが欲しくなる）

疲れたからと安易に甘いものを摂りすぎると①→③のパターンを繰り返し、次第に甘いもの依存症に陥ってしまいます。体調が悪くなるばかりでなく、精神的な起伏が激しくなり、すぐにイライラしたり、落ち込んだり……。急増中のうつ病も甘いもの依存が要因の一つと言えます。特に糖が入った飲料は血液中への吸収が早く、一気に血糖値が上がってしまうため注意が必要。甘いものの賢い摂取法については第3章で解説しましょう。

step 5

アルコールの摂りすぎは細胞の老化につながる？

カフェインや砂糖の入った飲料水は水の代わりにならない、摂りすぎると体に負担をかけてしまうことにもなると述べてきました。

では、アルコールについてはどうでしょうか？「酒は百薬の長」などと呼ばれることがありますが、現代人のお酒の飲み方を見ていると「寿命を縮めているとしか言いようがない」というのが私の感想です。

アルコールを摂取すると血管が拡張して血流が良くなり、全身がポカポカとして気持ちが良くなりますが、これはあくまで一時的なもの。二〜三時間もすると今度は収縮を始め、血液の流れが滞って、体温も低下してしまいます。もちろん、アルコールを分解する肝臓も酷使されるため、あまり依存しすぎるとアルコール性肝炎、脂肪肝、肝硬変などのリスクも高まることが心配されます。

そもそも、日本人の五割近くはアルコールから分解された毒性の高いアセトアルデヒドを無害化する酵素が十分に備わっていません。無理してお酒を飲んでも二日酔いになるだけで、体にとってプラスになることはないのです。

もちろん、水分補給にもつながりません。むしろ、カフェインを含んだコーヒーやお茶などと同様に利尿作用が強いため、飲めば飲むほど体は水不足になり、のどの渇きを強く訴えるようになります。水分補給という点から見ると、アルコールは生命活動に不可欠な水を奪ってしまう飲料でしかないのです。

また、こうしたアルコールの問題に加え、空腹時に冷えたビールを一気に飲む習慣も控えるようにしてください。腸を急激に冷やしてしまうため、免疫力が低下し、体調不良や病気にかかりやすくなってしまうおそれがあります。お酒が好きな人の中には、のどごしがいいという理由で生ビールを多飲する人も多いようですが、こうした飲み方を続けるかぎり体はどんどんと老化していくはずです。

仮にアルコールを多量に摂取してしまった場合は、たっぷりの水分補給とともに酵素を多く含んだ果物を食べるように心がけてください。酵素やビタミン、ミネラルなどのサプリメントを摂れば体調も回復しやすくなります。

step
6

冷たい水のガブ飲みをやめよう

アルコールの問題と関連して、飲料水の温度についても言及しておきましょう。

先ほど「水は水から補給することが大事」と述べましたが、目安となる一〜一・五リットルの水をただ飲めばいいわけではありません。いくつか注意点がありますが、特に気をつけてほしいのが水の温度です。具体的に言えば、氷が入った冷たい水は極力飲まないように心がけてほしいのです。

私はクリニックのあるニューヨークを離れ、年に二回、東京で診察を行っていますが、ホテルの喫茶店などで打ち合わせをしたり、取材を受けたりすると、注文の前に氷の入った冷水が決まって出されます。お客さんに対する日本流のサービスなのだと思いますが、これはあまり感心しません。ビールの場合と同様、こんな冷たい水ばかり飲んでいたら腸が冷え、それだけで免疫力が低下してしまうからです。

暑い夏の時期でも、冷えた水をごくごくと飲み干すのは控えてください。糖の入ったスポーツ飲料や炭酸系の清涼飲料水などはなおさらです。ストレスがたまっている時などにこうした冷たい飲料水をがぶ飲みすると、いま問題になっている過敏性腸症候群（ＩＢＳ）のようなひどい下痢症状の引き金になりかねません。

ピンと来ていない人も多いかもしれませんが、腸は全身の健康の要になっている器官なのです。この腸を冷やすということは体全体を冷やすということと同じです。冷えに悩んでいるのなら、まずはお腹（腸）を冷やさないようにする。水を飲む際は、こうした腸の健康管理もつねに意識してほしいのです。

ペットボトルの水を飲む時も、できれば一度常温に戻したものをいただくようにする。ペットボトル飲料は冷蔵庫ではなく常温で保管し、外出時にもこうしたペットボトルを持ち歩き、のどの渇きに応じて補給すると体調管理がしやすくなります。喫茶店で果物ジュースを注文する際なども「氷なしで」と一言添えるといいでしょう。

どれもちょっとした心がけですが、実行するとしないとでは日々のコンディションが大きく違ってくるはずです。一日にどのようなタイミングで水を摂取すればいいかという点については、この次の項で解説します。

step 7

一・五リットルの水をどう飲めばいいか？

通常、水に関するガイドブックというと、水の性質や働きについて通り一遍の紹介をすると、すぐにどんな水を飲めばいいかという解説が始まります。

しかし、私にはそれがすぐに健康に結びつく方法とは思えません。なぜなら、前項で述べたように、私たちの多くは水以外の飲料水を少々摂りすぎています。この摂りすぎを改善しないかぎりなかなか体調は良くなりません。「いかに良い水を摂るか？」について考えるより、こちらのほうがはるかに大事なことなのです。

難しいことを考えず、まずは19ページで挙げた4〜6の飲料水（お茶、コーヒー、清涼飲料水、スポーツ飲料、栄養ドリンク、アルコールなど）の摂取を減らし、代わりに常温の水を一日一〜一・五リットルを目安に飲むように心がけてください。

最初は水の内容について細かく問う必要はありません。前項で述べた「冷たい水をガブ飲みしない」という点は注意してほしいと思いますが、大事なのは量です。体が一日に必要としている水分を水からしっかりと補給する。……この点を毎日の習慣として定着させていきましょう。個々の生活環境によって違いは出てきますが、私は基本的に次のような飲み方をすすめています。

1、朝の時間帯に五〇〇ミリリットル
2、昼ごはんまでに五〇〇ミリリットル
3、夕ごはんまでに五〇〇ミリリットル

1の朝の時間帯については、まず目が覚めたら最初にコップ一杯（二〇〇ミリリットル程度）の良い水をゆっくりと飲むようにしてください。これは体が目覚める合図になり、腸が活発に動き始めます。

残りの三〇〇ミリリットルは、起床から出社などで外出するまで、できれば二時間程度の時間を確保し、その間に数回に分けて飲むようにしてください（朝食の摂り方については176ページで解説しています）。

そして、外出時には常温の水が入ったペットボトルを二本携帯するようにし、会社について
いてからお昼ごはんまでの時間帯に、この五〇〇ミリリットルの水をのどの渇きに応じて摂取していくようにします。

コーヒーやお茶を飲みたい人は昼食後に飲むようにし、午前中は水だけでのどを潤すように心がけます。夕食までの午後の時間帯も同様です。もう一本の五〇〇ミリリットルのペットボトルを持ち歩き、やはりのどの渇きに応じて飲むようにします。

以上を目安とすることで、日中の時間帯だけで一・五リットルの水が補給でき、それだけでのどの渇きが潤せるため、先に挙げた水以外の飲料水を飲む機会がほとんどなくなります。疲れて甘いものが欲しくなった時なども、この種の飲料水に頼らず、ドライフルーツやバナナなどを口にするといいでしょう。甘いもの中毒からの決別はなかなか難しい問題です。その賢いつきあい方については第3章を参考にしてください。

なお、ここでは「一日ペットボトル三本」を目安にしていますが、あまり神経質になることはありません。慣れてくると、十分に飲めなかった日は体が「水不足」を感じるようになります。体の欲求に従って水が飲めるようになれば、こうした目安は必要でなくなっていきます。まずはこの状態を目指しましょう。

「ペットボトル3本の水」が健康の基本！

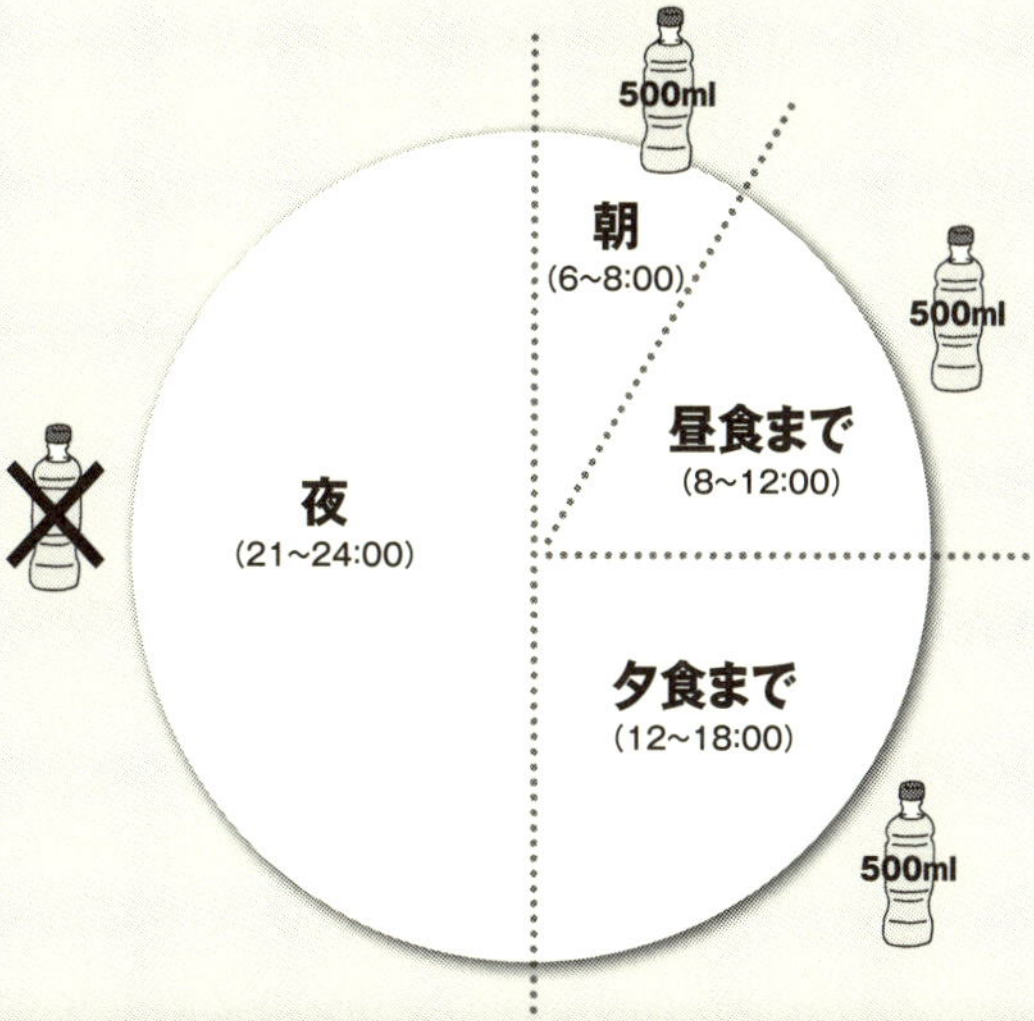

新谷先生のコメント

上記はあくまで目安ですが、起床から夕食までの時間帯に500mlの水を3回に分けて飲むようにするといいでしょう。なるべく常温の状態で摂取したいので、多めに購入し、自宅や会社などに多めに保管しておくのもいいかもしれません。注意点としては、食後30分程度は胃液が薄まるため多量の水を飲まないこと。夕食後に関しても摂取した水が睡眠中に逆流する恐れがあるので少量にとどめてください。

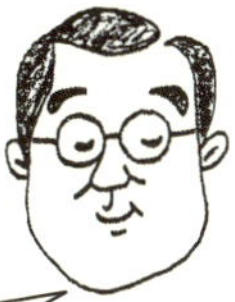

step 8

良い水の摂り方①

水道水はそのまま飲まない

一日の水の摂り方についてはおおよそ理解できたでしょうか？　一日一～一・五リットルという目安を守るようにしていくと、それだけでも十分に体調は変化していきます。

「水をたっぷり飲む」ことが習慣になってきたところで、次のステップアップとして「良い水とは何か？」という点について考えていきましょう。

とはいえ、いきなり難しい話をするつもりはありません。良い水を摂るために皆さんに実践してほしいと思っているのは、大きく分けて次の四点になります。

1、水道水はそのまま飲まない

2、軟水と硬水をＴＰＯで使い分ける

3、浄水器やウオーターサーバーを上手に活用する

4、体調に応じて活性度の高い水を利用する

1の水道水に関しては、原水を殺菌処理する際に塩素を使うため、カルキ臭やトリハロメタンなどの有害物質が生じてしまいます。衛生上、仕方がない面もありますが、健康レベルを高めるために飲む水とは言いがたいでしょう。

近年では、浄水場に高度浄水処理を導入したり、水源林の保護を強化したりするなど、水質を浄化させるための様々な取り組みが行われているようです。鉛の害などが心配されていた古い水道管の取り換えや、古い水がたまりやすいマンションなどの貯水槽の点検指導なども進められているといいます。

こうした取り組みは評価できますが、地域によって計画にバラつきがあり、国が定める「安全な水」がすべての家庭に届けられているというわけではありません。そもそも、「安全である」ということと「体にいい」「健康レベルを向上させる」ということは、必ずしもイコールではないことを知るべきでしょう。

現状では、市販のミネラルウオーターを上手に活用しながら、後述する浄水器やウオーターサーバーの取り付けを考えたほうが現実的と言えます。

step 9

良い水の摂り方②

軟水と硬水をTPOで使い分ける

2の「軟水」と「硬水」については、少々込み入った問題が横たわっています。

一般的に日本の水は、ミネラル(主にカルシウムとマグネシウム)の含有量が少ない軟水が中心で、飲みやすいのが特徴ですが、日本では法律で加熱殺菌が義務付けられているため自然な水に含まれる有用な菌までが死滅させられてしまいます。

塩素で殺菌処理をする水道水よりは自然に近い水と言えますが、菌が死ぬということは、シビアに言えば「死んだ水」であるということです。「安全な水」であることは確かでしょうが、「天然水」といった呼び方は適切とは言えませんし、健康レベルを高めるという点ではかなり割り引いて考えなくてはなりません。

一方、ヨーロッパで製造されたミネラルウオーターは、日本よりシビアに水源の環境保護がされていることもあり、基本的に殺菌処理は施されていません。そのため生きた水がそのまま摂取できるという利点があります。その点はとてもいいのですが、難点はミネラル含有量が多いため飲みにくいということ。

いまの日本人は慢性的なミネラル欠乏症に陥っていますから、少々飲みにくくても硬水のほうがいいと考える人もいるかもしれません。しかし、必ずしもそうとは言えないのです。詳しくは第2章で解説しますが、ミネラルの摂取で大事なのは量ではなく、カルシウムとマグネシウムのバランスだからです。

つまり、いくら硬度が高くてもカルシウムの含有量ばかりが多いと、体内のミネラルバランスが崩れてしまい、様々な体調不良を引き起こす原因となります。一般的に目安と考えられるのは、「カルシウム：マグネシウム＝2：1」という割合です。参考までに、日本で販売されている主なミネラルウオーターのカルシウムとマグネシウムの含有量を41ページに挙げてみました。硬水のなかにはカルシウムの比率が突出しているものも少なくないので、飲みすぎに注意したほうがいいでしょう。

こうした現状をふまえると、比較的ミネラルバランスが安定した日本の水（軟水）を一日の水分補給の基本にしつつ、自分の体質や体調と相談しながらヨーロッパの水（硬水）を取り入れるのがベターと言えます。

もちろん、硬水はミネラル含有量が群を抜いていますから、体を動かした時や疲れ気味の時、一日に飲むペットボトルのうちの一本（五〇〇ミリリットル）程度を硬度の強いものに変えてみるのも悪くありません。

また、マグネシウムには便を軟らかくする働きもあります。腸相（腸の健康状態）を悪化させてしまう便秘薬や下剤を飲むくらいならば、マグネシウムの多い硬水を飲んだほうが腸の働きにははるかにプラスと言えます。便秘気味の人は、ミネラルバランスに注意しながら、飲みすぎない範囲で試してみるのもいいでしょう。

いずれにせよ、軟水と硬水にはそれぞれ一長一短があることが見えてきたと思います。あまり考えすぎると手軽に飲めなくなってしまいますが、ここで解説したことを意識しながら徐々に水を飲み比べる習慣をつけてください「水の味なんてよくわからない」という人でも、軟水と硬水の違いならば容易にわかるはずです。味の違いがわかってくることで、水に対する感受性が磨かれていくでしょう。

なお、ここでお伝えしたミネラルバランスの問題については、日々のコンディションを整えるうえでとても大事な問題です。さらなるステップアップを図るため、塩について取り上げる第2章で再考したいと思います。

主なミネラルウオーターの硬度

軟水（飲みやすい）→ 硬水（飲みにくい）

商品名	硬度	カルシウム※	マグネシウム※
温泉水99	1.7	0.05	0.01
天然水南アルプス*1	約30	0.6~1.5	0.1~0.3
六甲のおいしい水*2	32	0.65	0.37
森の水だより*3	33.1	0.85	0.29
クリスタルガイザー	38	0.64	0.54
アルカリイオンの水	59	1.3	0.64
エビアン	304	8	2.6
コントレックス	1468	46.8	7.45

各メーカーが公表する数値をもとに構成　※ mg／100mℓ
*1…複数の採水地の平均値　*2…2ℓペットボトルの場合
*3…日本アルプス採水地のもの

★硬度とは
水に含まれるミネラル（カルシウムとマグネシウム）の割合を数値化したもの。一般的に硬度の高いものほどミネラル含有量は高いが、その分、飲みにくい傾向にある。

新谷先生のコメント
一日の飲料水としては、硬度の低い軟水の摂取が基本的にはおすすめです。硬水については、自分の体調や体質と相談しながら飲みすぎない範囲で取り入れてください。

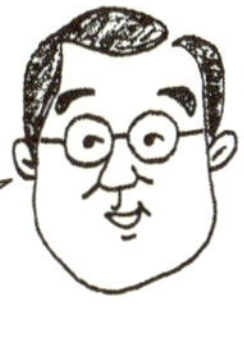

step
10

良い水の摂り方③

浄水器やウオーターサーバーを上手に活用する

ペットボトルの水の飲み方がわかってきたら、徐々に水の質を高める工夫についても考えていきましょう。まず考えてほしいのは、信頼できるメーカーの浄水器や活水器、ウオーターサーバーなどを家庭に取り付けることです。

機器の購入に一定の費用がかかるので敬遠する人もいるかもしれませんが、41ページでチェックしたように、そうした人もペットボトル飲料に日頃かなりの金額を使っているはずです。一月単位、一年単位で計算すればわかりますが、浄水器の水を水筒に入れて持ち歩いたほうがずっと経済的な場合が多いのです。

とはいえ、性能も価格もまちまちで、どんなものを選んでいいかわからないという人も多いでしょう。入手の際は次の三点をポイントにしてください。

1、有害物質の除去力に優れたものを選ぶ

2、使い勝手の良いものを選ぶ

3、メンテナンスが面倒でないものを選ぶ

このなかで最も重視したいのは、もちろん、1の「有害物質の除去力」です。この除去力は浄水器でなければ得られませんが、45ページで示しているように浄水器の中にも様々なタイプがあります。

純粋な除去能力だけを考えれば、②の逆浸透膜型が最も優れていると言えますが、体に有用なミネラル分も含めすべての物質を除去してしまうため、自然の水からはさらに遠ざかってしまいます。また、機器の構造上、水が少量ずつしか出ないので料理などがしづらく、2の使い勝手の点で劣るように思います。一方、①の「活性炭＋ろ過膜型」のなかにはフィルターの期限が短く、頻繁に交換しなくてはならないものも少なくありません。これらは除去能力が劣っているものも多く、3のメンテナンスも面倒です。

どのタイプを選ぶかは一人一人の生活環境にもよりますが、「活性炭＋ろ過膜型」にする場合はフィルターの期限が長い＝除去能力の高いものを選ぶこと。「逆浸透膜型」に関しては、ミネラル補給の手段を別に考えることが必要です。

また、活水器に関しては、磁石やセラミック（鉱石）などを使って水の質を高める（ミネラルを含有させるなど）ことを目的にしており、基本的に有害物質の除去能力はありません。水の質を高めたい場合は、活水機能がついた浄水器を求めたほうがいいかもしれません。単純にミネラル分を添加させるだけなら、天然の鉱石や木炭などの入ったポットに水を入れておくだけでも十分です。

最近では、こうした機器の性能とは別に、水道管の根元に機器を取り付けるタイプの浄水器も増えてきました。コスト的には割高ですが、お風呂などの水も浄化されるためアレルギーなど肌が弱い人にはかなりおすすめできます。

ウオーターサーバーに関しては、ミネラル含有の多い各地の「名水」が家庭で手軽に飲めるため、近年、人気を集めるようになりました。水源が汚染されている心配がないかぎり、こうした水を定期的に飲むのは悪いことではありません。

水分補給は毎日続けることなのでなるべく低コストで済ませたいところですが、浄水器に関してはそうも言えないのが現状です。飲料水にかかる費用、健康へのプラス効果などを考慮し、1～3の条件に合った機器を購入するようにしてください。

浄水器・活水器・ウオーターサーバーを比較すると……

浄水器

① 活性炭+ろ過膜型

残留塩素、カルキ臭、トリハロメタンなどの有害物質を除去する「活性炭」と、鉄さびやカビ、濁り、菌などを除去する「ろ過膜」を一体化させたもの。市販されている浄水器の多くはこのタイプを採用しています。

② 逆浸透膜型

ろ過膜よりさらに小さな膜に水を通し、水と他の物質を完全に分離させてしまうタイプ。不純物だけでなく有用なミネラル分もすべて除去されるのが特徴。

活水器

磁石や鉱石などを使ってミネラルなどを添加させ、水の質を活性化させることを目的にしたもの。浄水器のような有害物質の除去能力はありません。

ウオーターサーバー

ミネラルウオーターの入った大きなボトルを給水コックのついたサーバーに取り付けたもの。定期配達も可能で、ペットボトルをこまめに買うのが面倒な人にはおすすめです。

新谷先生のコメント

最初のうちはペットボトルの水で構いませんが、長く続けることを考えた場合、浄水器・活水器を活用したほうが経済的です。43ページの私のアドバイスを参考に、有害物質の除去能力が強い、使い勝手のいいものを選んでください。ミネラル分の含有を増やすには、天然の鉱石や木炭などを利用するのもいいでしょう。

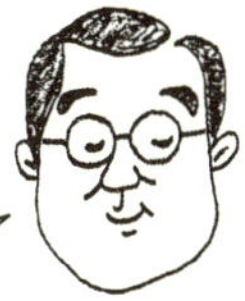

step 11

良い水の摂り方④

活性度の高い水で体調管理

ここまで「良い水」の効果的な摂取法について様々な角度から考えてきましたが、もう一つおすすめしたいのが、活性度の高い水を活用するということです。

活性度と言ってもピンと来ないかもしれませんが、体にとって不可欠な水にはもともと細胞を元気にし、健康に寄与する力が備わっていました。本来ならただ水を飲むだけで十分に健康が維持でき、高められるはずのものなのですが、すでにお伝えしてきたように、現代の水にそこまでのパワーはありません。

水道水を浄化したり、ミネラル分を添加したりすることも大事なことですが（もちろん、それでも健康レベルは十分高められます）、様々な水を試し、臨床にも用いてきた私にはそれだけでは満足できない思いがあります。水のことを調べれば調べるほど、その不思議な可能性を感じるようになったからです。

では、水の活性度はどのようにして高めることができるのでしょうか？　ポイントとなるのは、水に「付加価値」をつけるということです。右のミネラルの含有量を増やすこともその一つですが、ほかに水に酸素や水素などを添加する方法もあります。ご存じのように、水素も酸素も水を構成する分子の一つです。水を飲むだけでも結果的に摂取はできますが、その量を増やすことにどんな意味があるのでしょう？

まずは、細胞内のエネルギー製造器官であるミトコンドリアの働きについて注目してください。私たちが食事から摂取した栄養素は全身の細胞に運ばれ、ミトコンドリアでさらに分解され水素が取り出されます。この水素が呼吸から得られた酸素と結びつき、水が生じる際に膨大な活動エネルギーが生み出されるのです。

つまり、細胞への栄養供給が不十分であったり、呼吸が浅かったりすれば、水素が取り出せず、酸素も不足してしまいます。そうなれば十分なエネルギーが製造できず、生命活動に支障が出てしまいます。お気づきかもしれませんが、これが元気の出ない状態です。摂取する水で酸素や水素を補うことができれば、こうしたエネルギー不足が改善しやすくなる、つまり元気が取り戻せると考えられるのです。

また近年では、機器を使って水が持っているエネルギーそのものを高める方法も研究されています。ここで言うエネルギーは「波動」とも呼ばれ、少々難しいですが、細胞を構成している原子のさらに大元にある素粒子の「振動数」を指していると考えてください。この振動数＝波動エネルギーの高い水を摂取すれば、摂取した人の波動も高まる、つまり、生命力が活性化することになると言えるのです。

こうした水は「波動水」と呼ばれていますが、科学的な根拠が十分に提示できないこともあり、なかには信頼性を欠いた商品も少なくありません。しかしその一方で、波動水を飲むことで体調が良くなったり、場合によっては現代医学では治癒が難しい病気が快方に向かったりした例も数多く報告されています。「プラシーボ効果（※）の一種ではないか？」と思う人もいるかもしれませんが、ペットの病気が治る例も多いことを考えると一概に心理作用と決めつけることはできないでしょう。

私は臨床医なので、科学的根拠が確立されていないものでも実際に試して効果があるものは重視し、積極的に活用するようにしています。こうした臨床を通して実感するのは、「病気を治すのは薬ではなく、一人一人が持っている生命力、治癒力である」ということです。水にはこの生命力を高める作用が本来備わっているということを、多くの人に理解してほしいと思っています。

※プラシーボ効果＝本物と信じ込む心理作用があると偽薬でも効果が出ること。

「活性度の高い水」で細胞を元気にしよう!

酸素水
水素水

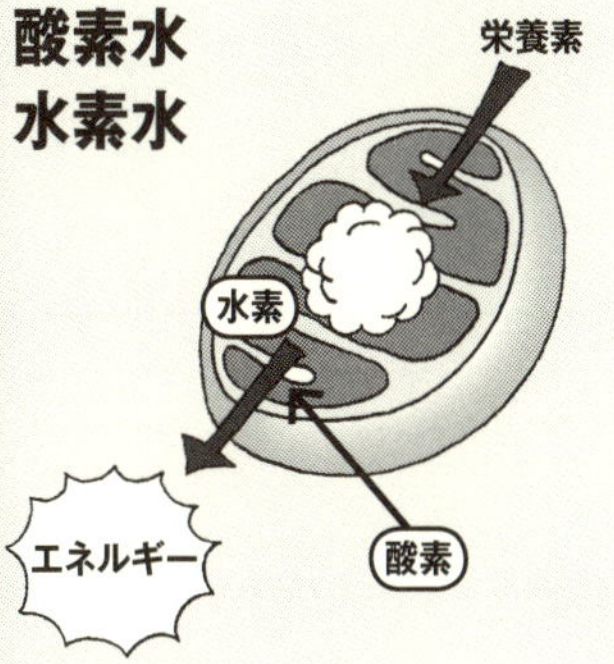

食べ物に含まれる栄養素は細胞に運ばれ、ミトコンドリアという器官で分解される過程で水素が取り出されます。この水素と呼吸から得た酸素が結びついて水(代謝水)が生じる過程で活動エネルギーが生み出されます。酸素や水素が多量に含有された水を補給することは、こうしたエネルギー製造能力をアップさせ、細胞を活性化させることに役立つと考えられます。様々な酸素水・水素水がありますが、酸素水では**「OXYMAX(オキシマックス)」**、水素水では**「日田天領水」**がおすすめできます。

波動水

波動水は科学的な検証は難しいため、体験者一人一人の改善例を調査し、どこまで効果があるのかを確かめていく必要があります。信用のできない商品も少なくないため注意が必要ですが、長野県諏訪地方で製造されている**「強命水・活」**は、虫さされやアトピー、打撲、関節痛などの軽減から手術の予後の回復や生活習慣病の改善まで、体験症例が多岐にわたり、リピーターが非常に多いことで知られます。体調管理に役立つという声も多いことから、試してみる価値は十分にあるでしょう。

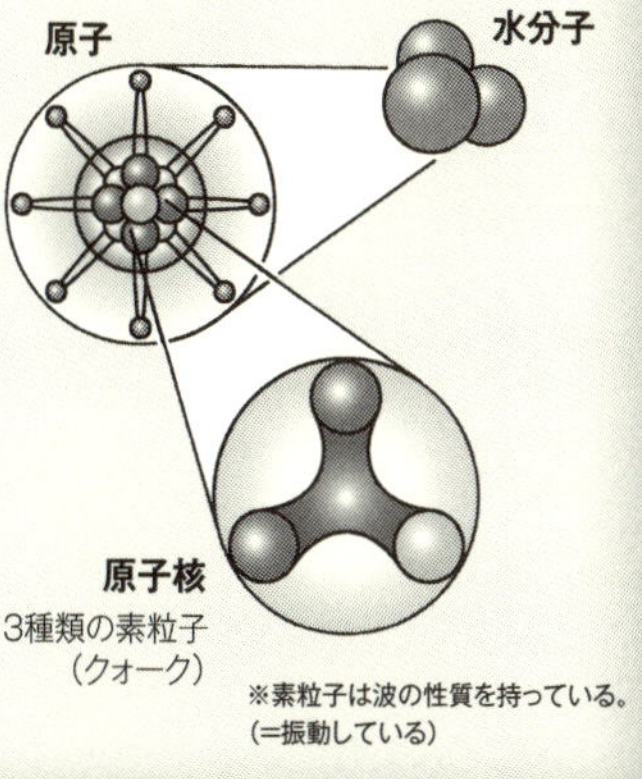

※素粒子は波の性質を持っている。
(=振動している)

オキシマックス☎03･3560･7608/日田天領水☎0973･22･7777/強命水･活☎0120･41･0324

step 12

良い水の摂り方⑤

遺伝子を元気にする水がある？

水の機能性を高めるという意味では、水が生命を生み出し、化学反応が行われる「場」であるという点に注目する必要もあります。

この章の冒頭で述べた「細胞の七〇%が水で占められている」という事実を思い出してください。細胞内の水（細胞内液）は食事や飲料水などから摂取した水を原料にしていますが、正確には水そのものではありません。

たとえば、通常の水を放置しておけばやがて腐敗してしまいますが、細胞内の水にはこうした化学変化が起こらず、外部の菌やウイルスから身を守り、細胞内の各器官の働きをうながすなど、むしろ生命を維持したり、蘇生させたりする方向に働きます。要するに、摂取した水は体内でこうした「生体水」に切り替えられることで、初めて私たちの生命活動に寄与できるようになるのです。

私が「お茶やコーヒー、清涼飲料水は水の代わりにはならない」と言っているのは、この切り替えに余計なエネルギーが浪費されてしまうからですが、もちろん水ならばどんな水でもいいわけでもありません。ここまでの話をふまえれば、生体水に近い水のほうが体にスムーズに吸収され、細胞活性につながることがわかるでしょう。

つまり、活性度が高い水であるということは、生体水に近い水、もっと言えば「生命の水」であるということになります。世界にはこうした生命の水が少なからずあると言われていますが、私がいま注目しているのは、農学博士の山下昭治氏（元名古屋大学）が発見したことで知られる「π《パイ》ウオーター」です。

山下氏の理論によると、摂取した水は細胞膜がろ過する際にごく微量の特殊な鉄分（二価三価鉄塩）が働くことで生体水に誘導されているといいます。どんな水分も最終的にはこの二価三価鉄塩によって生体水に変えられるわけですが、この切り替え作業でエネルギーが浪費されてしまうことは先ほど述べた通りです。それならば、最初から「二価三価鉄塩に誘導された水」を摂取したほうがいいことになるでしょう。わかりやすく言えば、こうした発想のもとに開発されたのがπウオーターなのです。

πウオーターのメカニズムは科学的に解明されたものではありませんが、過去の様々な実験によって植物の生長を促進させ、環境を浄化させるほか、免疫力や細胞の再生力、抗ガン作用などを高める効果が確認されています。

「植物が花を咲かせるのは、二価三価鉄塩が温度や光の情報を植物の種子遺伝子に伝達しているからだ」とも言われていますから、私としては右に挙げたような効果は遺伝子活性がうながされることによって得られるのではないかと感じています。臨床効果が高い水なので、今後さらなる研究が進むことを期待しましょう。

ただ、ここまで活性度の高い水について解説してきましたが、よく似た効果をうたう水は少なくなく、そのなかには客観的な検証に耐えられないものも数多くあります。この点についてはよく注意して入手する必要がありますが、その半面、生命を生み出す母体である水にはミステリアスな要素がどうしてもつきまといます。このまま科学が進歩しても、そのすべてが解明されるとは必ずしも言えないのです。

皆さんにしっかりと認識してほしいのは、「良い水を飲むことは自分自身の生命を育むことにつながる」というシンプルな事実です。この章の解説を参考にしながら、細胞に負担をかけてしまうような水の摂り方を少しずつ改善していってください。それが健康状態を保ち、イキイキと生きていく一番の基礎となるのです。

細胞内の水（生体水）に近いことが「良い水」の証？

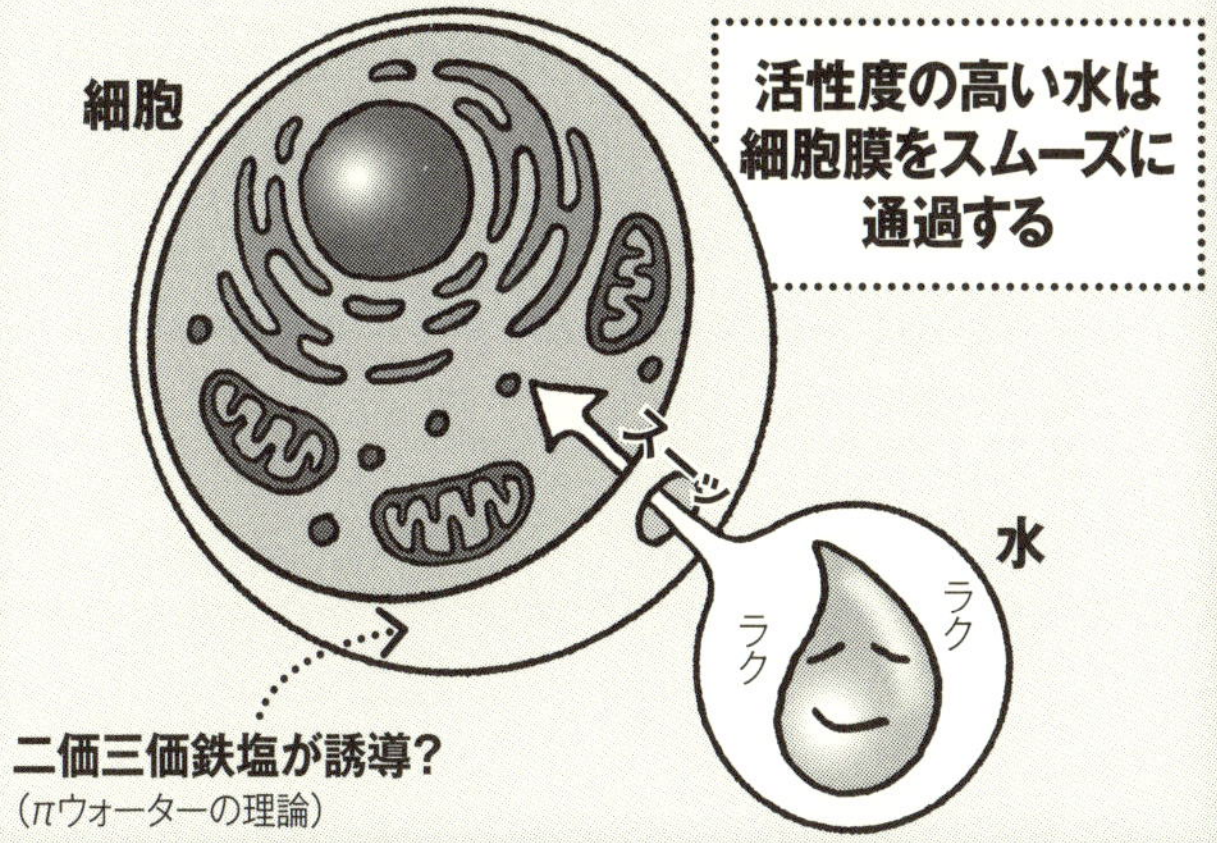

新谷先生のコメント

「おいしい水」「体にいい水」の条件としては、一般的にはミネラルの含有量や硬度（カルシウムとマグネシウムの割合）、残留塩素の有無、水温などが挙げられますが、私はこうした条件も考慮に入れつつ、最終的には「生体水に近い」ということを最も重視すべき点だと考えています。この認識が欠けてしまうと、「生命を育む」という水の本当の価値が見失われてしまうと思うのです。πウオーターの理論にはまだ未解明の要素もありますが、この条件＝生命活性を裏付けるデータが数多く見られます。いくつかあるπウオーターのなかでは**「ACMπウオーター」**の信頼度が最も高いでしょう。

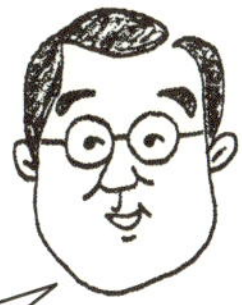

ACMπウォーター☎03·3634·7070

Check List

第1章のチェックリスト

まずここから始めよう!

- □ 1 **毎日どんな形で水分補給をしているかをチェックする**
- □ 2 **お茶・コーヒー・清涼飲料水を「水」に切り替える**
- □ 3 **一日の水の摂取量は「1～1.5ℓ」を目安とする**
（「朝・昼まで・夕方まで」にそれぞれ500mlのペットボトルを飲む）
- □ 4 **「冷たい水のガブ飲み」はなるべく避ける**
- □ 5 **水道水を直接飲まない**
（水を摂るならまずは市販のミネラルウオーターで）
- □ 6 **軟水と硬水の違いを理解し、体調によって使い分ける**
（クセのない軟水をメインに摂るのがおすすめ）
- □ 7 **水に含まれるミネラルバランスをチェックする**
（カルシウムとマグネシウムの割合が2:1のものがおすすめ）
- □ 8 **浄水器を有害物質の除去能力が高いものに切り替える**
（ウオーターサーバーの水は採取地の水源をよく調べて利用する）
- □ 9 **機能性の高い水を活用する**
（信頼できるメーカーのものを体調に合わせて摂取する）

すぐに実行できることから挙げてみました。すべての項目をすぐに満たす必要はありません。できるところからトライしてみてください。

第2章 生命の源「塩」で体内環境を改善しよう

prologue

プロローグ

「水」と「塩」で海が生まれる

生命にとって水がいかに大事なものか見えてきたでしょうか？　現代社会では、その大事な水を意識して賢く摂るようにしなければ健康管理が難しいということをお伝えしてきました。じつはそれとおなじくらい大事なのが、この章で取り上げる塩なのです。

原初の生命を生み出した海が水と塩からできていることは、皆さんもよくご存じでしょう。いわば塩と水は生命の源。私たちの生命活動を維持するうえで欠かせない、車の両輪のような関係なのです。

でもなぜ、塩がそこまで大事なのでしょう？　塩は、私たちの体を構成している微量成分であるミネラルからできています。前章で解説したカルシウムもマグネシウムも、あるいは、カリウム、ナトリウム、鉄、亜鉛、銅なども……

すべてがミネラルの仲間です。塩は本来、こうしたミネラルを補給するための大事な手段だったのです。

残念ながら現在の塩の多くは、ミネラルの補給源としては機能していません。それどころか、最も重視しなければいけない「ミネラルバランス」を狂わす要因の一つになっています。なぜか？　皆さんの多くが口にしている塩は、厳密には「塩ではない」からです。

しかも、私たちはその「塩ではない塩」を多量に摂りすぎてしまっています。日本ではもう何十年も前から国を挙げて減塩運動が進められていますが、本来ならば塩は生命の源なのです。摂りすぎているからと、ただ単純に塩を減らせばいいというものでないことがわかるでしょう。

大事なのは、塩の摂取をむやみに減らすことではなく、「どんな塩を摂ればいいか？」を見極めること。そのうえで、ミネラルバランスに優れた「良い塩」に切り替える。こうした塩の切り替えを実践していくと日頃の健康管理がとてもラクになっていきます。この章では、そうした上手な塩の摂取法について詳しくご紹介していきましょう。

step 1

「ミネラルバランス」が大事なのはなぜ？

塩の摂り方について考えていく前に、まずは塩の主成分であるミネラルについてもう少し掘り下げてみたいと思います。

前項で解説したように、ミネラルは私たちの体を構成している微量成分の総称で、同じ構成成分であるタンパク質や糖質、脂質という三大栄養素が「有機質」と呼ばれているのに対し「無機質」と呼ばれています。

わかりやすく言えば、私たちは死ぬと最後は「骨と灰」になりますが、この燃えずに残った骨と灰の部分がミネラルに該当します。全ミネラルの八〇％がカルシウムであるのも、燃えずに残る骨の主成分であるからです。逆に有機質には炭素が含まれているため、燃やすと跡形もなくなってしまいます。

古い時代の栄養学では、体を構成している成分の三％程度にしかすぎないミネラルよりも、主成分である三大栄養素の摂取に重点が置かれていました。しかし、量の多少にかかわらず、ミネラルも体を構成している材料です。

たとえば、カルシウムは骨をつくる成分であると同時に、全体の約一%は血液や筋肉の中に含まれ、神経や筋肉の働きを調整する役割を担っています。また、免疫機能やホルモンの分泌にも関与しているようです。必要量はわずかですが、不足すると生命活動そのものに様々な支障が出てしまうのです。

ただ、難しいのは、カルシウムが大事だからといって、カルシウムばかりを摂ればいいというものではないということ。前章で触れたように、カルシウムはマグネシウムと対応関係にあるため、カルシウムの過剰摂取はマグネシウム不足を引き起こし、ミネラルバランスがかえって崩れてしまいます。

塩の主原料であるナトリウム（塩化ナトリウム）に関しても同様です。カリウムと対応関係にあるため、単独でナトリウムばかりを摂取しているとこちらも体内のミネラルバランスが崩れ、体調不良を引き起こす原因になります。

すでにピンと来ている人がいるかと思いますが、日本ではカルシウムが大事だからと牛乳がさかんにすすめられてきました。しかし、牛乳にはマグネシウムがほとんど含まれません。ですから、「カルシウム豊富」な牛乳を飲めば飲むほど肝心のミネラルバランスが崩れてしまうことになるのです。もちろん、そうやってせっかく摂取したカルシウムも体内ですべてが役立てられるわけではありません。

また、この章のメインテーマである塩に関しても、いま市場に出回っている多くは、しょっぱさの成分である塩化ナトリウムのみを人工的に抽出した「工場の塩」が中心です。「しょっぱければ塩だろう」という感覚で「塩ではない塩」を大量生産してきた結果、塩を摂るほどにミネラルバランスが崩れる結果となったのです。繰り返しますが、ただ減塩すればいいわけでないことはわかるでしょう。

ミネラルバランスの崩れはすぐに病気に結びつくわけではありませんが、生命活動の微妙な相互作用を壊していくため、体調不良に始まり、意欲の低下、精神的なイライラなどがじわじわと押し寄せてきます。もちろん、そのまま放置しておけば、新陳代謝がうまくいかなくなり、様々な病気の要因にもなります。

いまの日本人がこうした深刻なミネラル欠乏症に見舞われていることは、体調不良に悩まれている人ならば少なからず実感できるはずです。塩の摂り方を知ることが、こうした状況を改善し心身の元気を取り戻す第一歩になるのです。

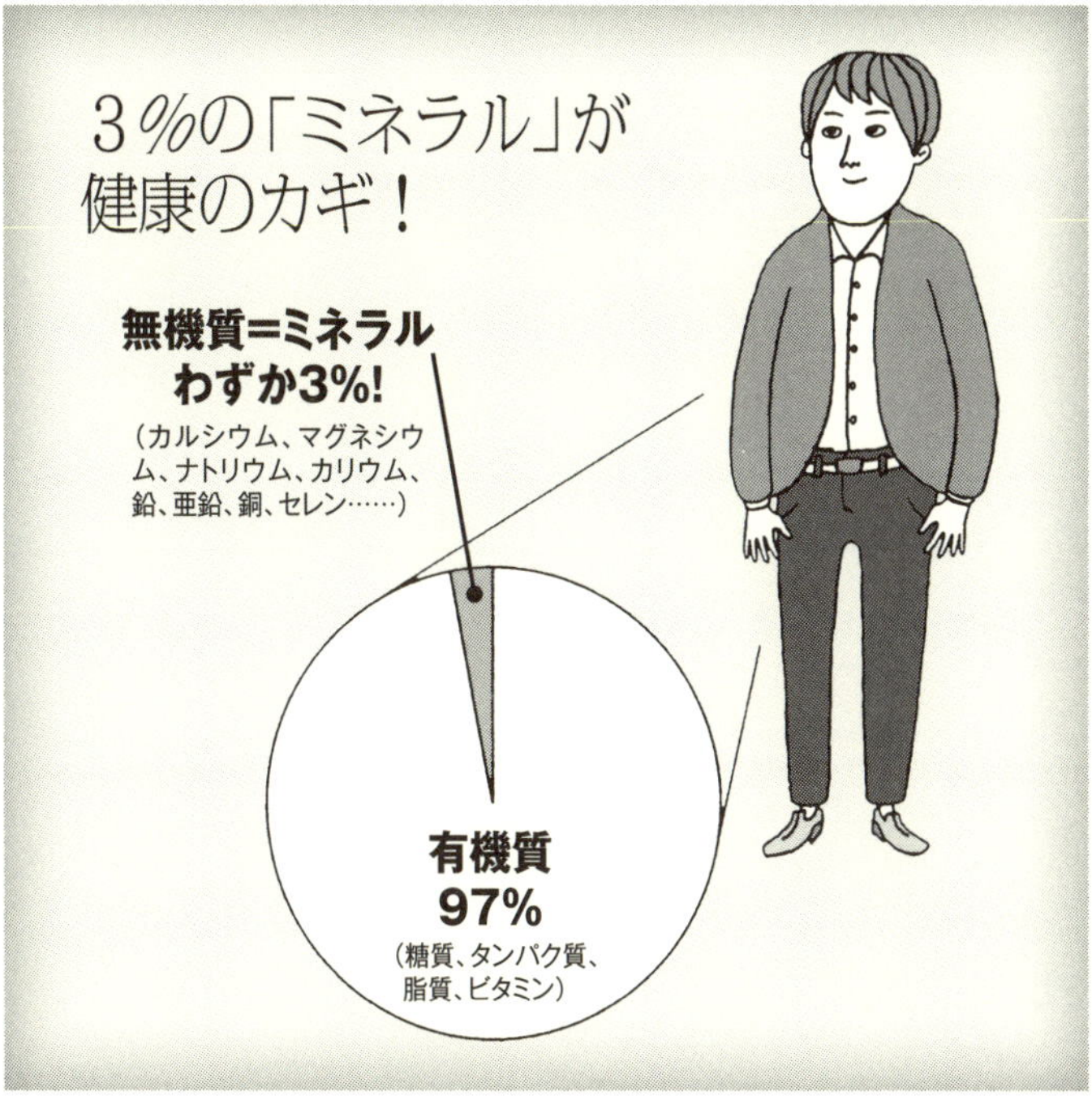

新谷先生のコメント

私たちの体は自然界の様々な元素で成り立っていますが、ご覧のようにその大部分は有機質で占められます。この有機質の体を維持するために食べ物から栄養素（糖質・タンパク質・脂質）を摂取しているわけですが、残り3%のミネラルが不足してしまうとせっかくの栄養素も十分に活かせず、体調不良や意欲の低下、情緒不安が引き起こされます。微量成分であるミネラルが健康維持のカギを握っているのです。

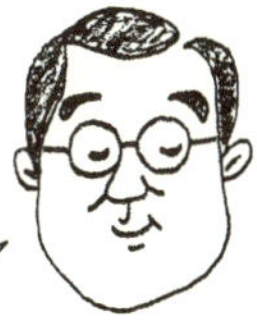

※ビタミンは有機質の仲間ですが、ミネラルと同様、体調維持の調整役として働く微量成分として知られます。

step 2

ミネラル豊富な「良い塩」に切り替えよう

四方を海に囲まれた日本では、もともと海水を集め、煮詰めて天日干しすることで塩を生産してきました。日本人は海の成分＝ミネラルが凝縮された自然塩を調味料の基本として用い、日々の健康を維持してきたのです。

ところが戦後の経済復興の中で塩の需要が増してきたため、重労働でしかも大量生産が難しかった昔ながらの塩づくりが見直され、一九七二年からイオン交換膜を用いた製塩法が採用されるようになりました。

このイオン交換膜の特徴は、特殊なイオン膜の槽に海水を通すことで濃度の高い塩水を取り出すというもので、これを密閉式の立釜で煮詰めることで「塩」が作り出される仕組みになっています。この「イオン交換膜・立釜法」が普及するようになったことで製塩の時間は大幅に短縮され、塩の大量生産が可能になったわけですが、残念ながら、致命的と言っていい「欠陥」がありました。

　こうした近代的な製塩法では、海水に含まれる豊富なミネラルのうちナトリウム（塩化ナトリウム）しか取り出せないのです（正確に言えば、ナトリウム以外のミネラルの含有量は一％未満となります）。ナトリウムは塩のしょっぱさのもとになる成分ですが、本来、塩にはもっと複雑で精妙な味わいがあります。当時はミネラルの重要性に対する認識がほとんどなかったこともあり、そうした塩本来の味わいよりも低コストで大量生産することが優先されてしまったのです。

　先ほども指摘したように、こうしたナトリウムだけを取り出した塩は、本当は塩と呼べるものではありません。やむを得ない事情もあったとは思いますが、様々なミネラルの中からナトリウムばかりを過剰摂取する状況が続けば、当然、体内のミネラルバランスは崩れていきます。戦後の日本人は、ただ食事を続けるだけでミネラルバランスが崩れてしまう、そんな「怖い」生活を続けてきたのです。

　もちろん、昔ながらの塩づくりが失われてしまうことを懸念し、こうした「工場の塩」に反対し続けてきた人も少なからずいました。ただ、当時の塩は専売されていたため、国内で新たに塩を作ることができません。

そこで、外国から輸入した天日塩ににがり（主成分は塩化マグネシウム）を加えて溶解し、ナトリウムの純度を下げた塩が作られるようになりました。「再生自然塩」などと呼ばれ、イオン交換膜で作られる塩に比べればミネラルバランスは良くなりますが、人工的に整えたものですから十分とは言えません。

こうした再生自然塩の登場を経て、昔ながらの塩が復活したのは、一九九七年、塩の専売が廃止され、国内での塩の製造が自由化されて以降のことです。塩田などに集めた海水を天日で濃縮させ、平釜でじっくりと加熱し結晶化させる伝統的な製法をベースにした、文字通りの「海の塩」が再び市場に出回るようになったのです。

以後、一五年近くの年月が過ぎ、こうした塩も徐々に認知されるようになりましたが、いまだ市場の七～八割はイオン交換膜を使った「工場の塩」で占められているといいます。市販のスナック類の味つけに用いられている塩も、安価で大量生産ができる「工場の塩」である場合がほとんどでしょう。

私に言わせれば、ナトリウムばかりの塩は、摂れば摂るほどに体に負担がかかる塩にほかなりません。こうした「工場の塩」をミネラルバランスに優れた「良い塩」に切り替えていくことが大きな課題と言えるのです。

製法で塩の違いを見分けよう

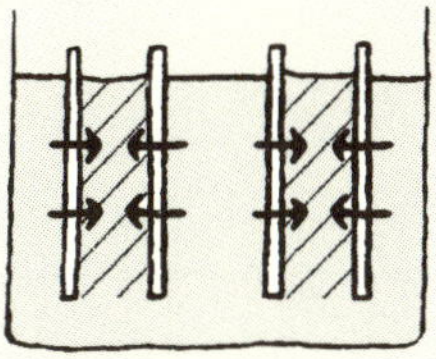

イオン交換膜

塩分だけが通過するイオン膜を使い、海水を濃い塩水に濃縮させる方法です。通常、この塩水は密閉された立釜で煮詰め結晶化されます。しょっぱさの成分（塩化ナトリウム）のみを抽出するため、海水のミネラルは失われてしまいます。市販の塩の多くはこの「イオン交換膜·立釜法」で作られています。

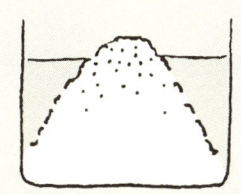

溶解

輸入した天日塩などを海水で溶解させて濃い塩水（かん水）を作り、平釜や立釜で再結晶させるため「再生自然塩」と呼ばれます。再結晶の過程でにがり成分が失われてしまうため、必要に応じて添加してミネラルバランスを整えるのが特徴。「伯方の塩」「赤穂の天塩」などがこのカテゴリーに含まれます。

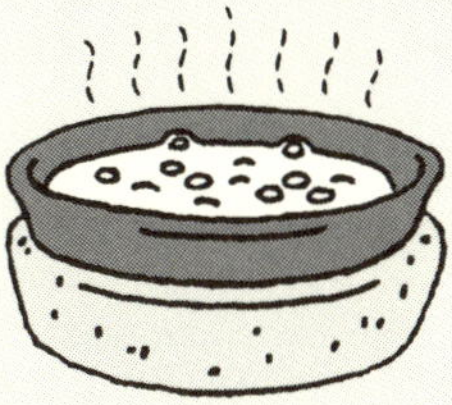

天日·平釜

塩田などに集めた海水を天日で蒸発させることで濃縮し、密閉式ではない開放釜（平釜）で煮詰めて結晶化させる、昔から行われてきた製塩法がベースになっています。1997年に塩の製造が自由化されて以来、個性豊かな「良い塩」が作られるようになりました。手間暇がかかるため大量生産はできませんが、ミネラルバランスには最も優れています。

日頃の健康管理を考えた場合、「天日·平釜」の塩が一番のおすすめです。海外で生産されている岩塩については84ページをご覧ください。

step 3

「減塩」は高血圧症を改善しない？

生活習慣病の一つである高血圧症の要因に「塩分の摂りすぎ」が挙げられていますが、果たしてこれはどこまで正しいのでしょうか？

統計（国民健康栄養調査）によると、一九七〇年に一日あたり一七gだった日本人の塩分摂取は、国を挙げて減塩運動に取り組んできた結果、現在では一一～一二gにまで抑えられるようになりました。日本人の一日の塩分摂取量は一日一〇gが目安と定められていますから、まだまだ摂りすぎだと考えられているようですが、それでも大幅に減少してきたことは確かでしょう。

実際、高血圧症の患者さんのなかには、医師の指導で一〇g以下の摂取量を守っている人も多いはずです。多少なりとも高血圧症患者が減ってよさそうなものですが、現実にはいっこうに減る気配がありません。

現在、日本の高血圧症の総患者数は三五〇〇〜四〇〇〇万人、高血圧症が原因で引き起こされる心疾患や脳血管疾患は日本人の死因の三分の二にのぼるとされています。69ページの表にあるように、高血圧症の患者数は昭和五〇年代末からずっと横ばいが続いていることがわかるでしょう。統計データは全体的な傾向をとらえる目安にすぎませんが、それでもこれだけ頑張って減塩に取り組んできたのです。ハッキリした成果が現れていない状況は少々おかしいと思いませんか？

そもそも、塩分の摂りすぎが高血圧症の原因とされたのは、一九五四年と一九五八年にアメリカの高血圧学者ダール氏が日本で行った調査が根拠になっているとされています。東北地方と南日本に住む人を対象に、高血圧症の発症率と塩分の摂取量の関連性を調べたところ、塩分摂取が多い東北地方のほうが高血圧症が多い結果が出たというものですが、現在ではこのデータの有効性そのものが疑問視されています。

さらに言えば、西洋医学では高血圧の原因がハッキリわかっていないのが現状です。原因が特定できない高血圧は「本態性高血圧」と呼ばれていますが、じつに高血圧症患者の九割がこちらに該当するといいます。要するに、原因がハッキリわかっていないにもかかわらず、その一方で塩分の摂りすぎが問題視されているのです。

近年では、医師のなかにもこうした矛盾を指摘する声が増えてきていますが、それでも多くの医師は減塩指導をしつつ、対症療法的に降圧剤を処方しているだけでしょう。読者の皆さんのなかにも降圧剤を何年にもわたって飲み続けている人がいるかもしれませんが、それで症状が治癒するという明確な根拠があるわけではありません。現状のままでは、おそらくこの先も薬を飲み続けるしかないはずです。それでいて心疾患や脳血管疾患のリスクが軽減するとも言えないのです。

すでにお伝えしてきたように、同じ塩でも製法によってミネラルの組成は大きく異なってきます。問題の核心にあるのは、塩分の摂りすぎではなく、ナトリウムの過剰摂取にあるはずです。「どんな塩を摂ればいいか?」を考慮しないまますべての塩を減らせというのは、かなり乱暴な発想というほかありません。そこには、塩が生命の源であるという根本的な事実が見落とされてしまっています。

こうしたミネラルバランスのとれた良い塩を適量摂っているかぎり、高血圧が引き起こされることはまずありません。そもそも、塩を摂っていようがいまいが高血圧症になる人はなるというのが現実です。治癒を考えるには体質そのものを変えていくほかありません。「塩を変える」ということは体質改善の第一歩になるのです。

減塩しているのに高血圧症が減らないのはなぜ？

①高血圧症の患者の推移 ※厚生労働省統計部「患者調査／傷病別年次推移表」より

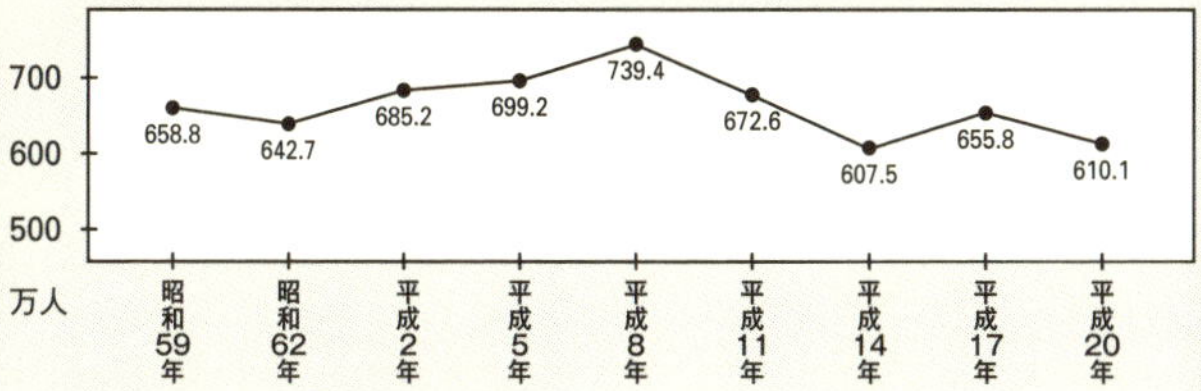

②1日の「食塩」の摂取量の推移（1歳以上） ※厚生労働省「国民健康・栄養調査結果の概要」より

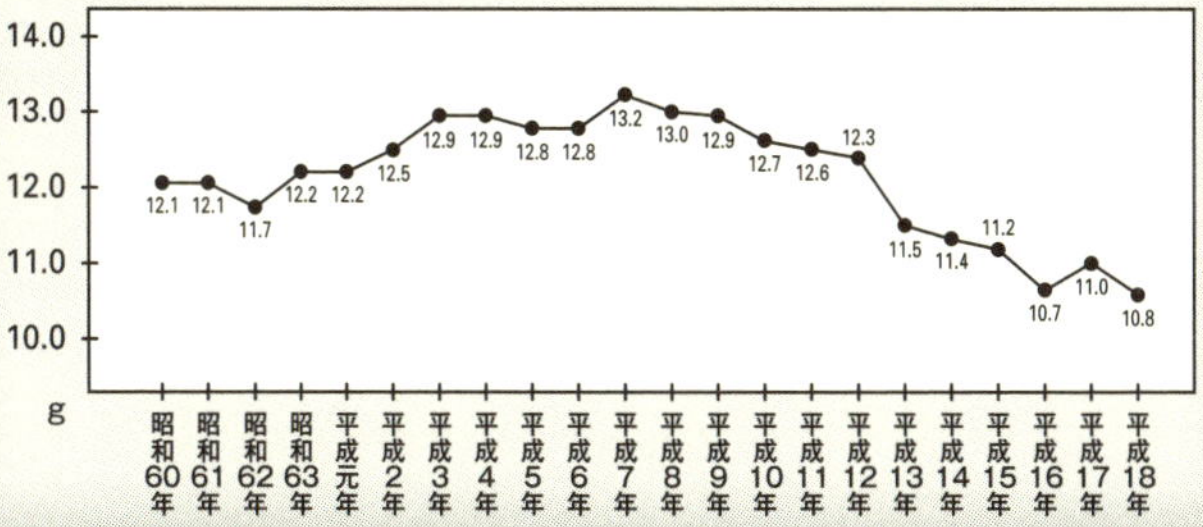

新谷先生のコメント

ご覧のように、厚生労働省が公表している患者調査では、昭和59～平成20年にかけて高血圧症の患者数はほぼ横ばいが続いています（①参照※）。同時期の食塩の摂取量は減少傾向にあるにもかかわらず（②参照）、患者数が減少する兆しが見られないのです。統計データは全体の傾向を表したものにすぎませんが、塩分の摂取と高血圧を結びつける結果になっていないことは確かなようです。

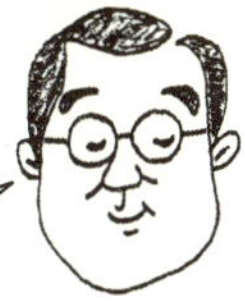

※①は調査した日の高血圧症の入院・外来患者の総数です。通院患者を含めた総患者数は3500～4000万人で推移しています。

step 4

まず家庭の塩をチェックしてみよう

では、「良い塩」を見分けるにはどうしたらいいでしょうか？　ここまでの解説で昔ながらの製法をベースに作られた塩が一番のおすすめであることは想像できると思いますが、こうした塩をどのように選べばいいのか？　その参考の一つとなるのが、商品の裏側に表示されている「製造方法」の内容です。

二〇一〇年四月より食用塩の表示に関する規約（公正競争規約）が設けられたことで、市場に出回っている塩には、基本的に製造に関する基本情報（具体的には原材料名と工程）が記載されるようになりました。論より証拠、いま家庭で使っている塩の袋をご覧になってみてください。袋がない場合はスーパーなどに足を運んだ時で構いませんが、73ページのA～Cのような表記が見つけられるはずです。

まずチェックのポイントになるのは工程のほうです。たとえば1のように「イオン膜」

「立釜」という表示のあるものは、海水から塩化ナトリウムを抽出する「イオン交換膜・立釜法」で作られた塩であることを意味しています。現代人にとって最も一般的な「塩」かもしれませんが、こうした「工場の塩」を日常的に摂取していれば肝心のミネラルバランスはどんどんと崩れてしまいます。

また、2の表示では「溶解」という文字が確認できるはずです。そう、こちらは外国産の天日塩を溶解させ、にがりを加えて作った再生自然塩であることがわかります。イオン交換膜で作った塩に比べるとミネラルバランスは改善されていますが、人為的に再生されたものですから本来の海の塩からはまだかけ離れています。

そこで登場するのが、3の「天日」「平釜」で作った塩です。64ページで解説したように、一九九七年に塩の製造が自由化されて以来、大量生産によって安く入手できる従来の「工場の塩」とは対照的な、手作り感の強い本物志向の塩が数多く作られるようになりました。現在、大きなスーパーや自然食品店で様々な種類の「良い塩」が販売されていますが、ここで紹介したような製造方法が記載されているものならば、基本的に信頼できる製品と考えていいでしょう。

もちろん、同じ平釜・天日干しの良い塩でも、生産地や製造法によって塩の特徴や味わいは異なってきます。いまはホームページなどでも商品情報がチェックできるので、気になる塩を自分なりに調べて、いくつか試してみてください。

なお、価格については、少量生産の「平釜・天日干し」が最も割高になります。「イオン膜」が二五〇gで約四〇円、「溶解」は一〇〇円、「平釜・天日干し」は六〇〇〜一二〇〇円くらいが平均価格と考えればいいでしょう。

価格の違いに驚いた人もいるかもしれませんが、厚生労働省がすすめる一日一〇gを基準にした場合でも一カ月の塩の消費は約三〇〇g。外食や間食もあるので家庭で使う分はこれで十分だと思いますが、割高な「平釜・天日干し」の塩でも一人当たりせいぜい一〇〇〇円強の支出で済みます。個人の価値判断によりますが、決して法外な金額とは言えません。私からすれば、一カ月五〇円もかからない安価な塩で自分の健康が本当に守れるのか疑問に感じてしまうわけですが……。

いずれにせよ、こうした基礎知識を頭に入れておくだけでも、塩の選び方はグンとラクになります。家庭で使う塩を「良い塩」にできるだけ早く切り替え、そのうえで「工場の塩」を摂りすぎないようにする。後者のポイントは外食や間食の摂り方にもつながってきますが、この点については78ページで考えていきましょう。

「良い塩」は商品の裏の「製造方法」でチェックしよう!

商品A

> **製造方法**
> **原材料名:海水(○○県、○○海)**
> **工程:イオン膜、立釜、乾燥**

傍線部がポイント。海水を原料にイオン交換膜、立釜で作った塩であることがわかります。

商品B

> **製造方法**
> **原材料名:天日塩(95% メキシコ)、海水(5% 日本)**
> **工程:溶解、平釜、焼成**

外国から輸入した天日塩を日本の海水で溶解し、再生させた塩であることがわかります。

商品C

> **製造方法**
> **原材料名:海水(○○県、○○海)**
> **工程:天日、平釜**

海水を原料に天日干し・平釜で作った塩であることがわかります。

新谷先生のコメント

現在では、商品の裏側などにこうした塩の「製造方法」の表示が義務付けられています。この表示を目安にして、①「イオン膜」と表示のある塩は避ける、②「溶解」と表示のある塩もなるべく避ける、③「天日」「平釜」と表示のあるものを使うようにする……といった点を心がけるといいでしょう。「天日・平釜」の良い塩は割高ですが、毎日使うことを考えればこうしたミネラルバランスのとれた塩を摂るべきでしょう。

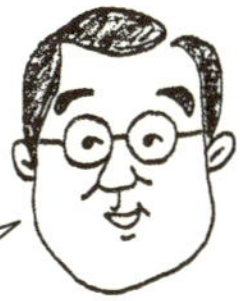

step 5

良い塩で「おにぎり」を作ってみる

良い塩を手に入れる方法はおわかりになったでしょうか？　気に入った塩が入手できたら、早速、普段の調理に用いてみましょう。

最初におすすめしたいのは、塩だけのシンプルなおにぎりを作ってみるということです。まずは普段使っているお米で構いません。炊きたてのホカホカごはんで「塩のおにぎり」をこしらえましょう（76ページを参照）。具を入れたり、海苔を巻いたりしなくても、これだけで十分に塩の美味しさが感じられるはずです。

もちろん、普段の調理の味つけにも積極的に用いるように心がけてください。減塩を気にしている人でも、家庭の調理で使う分にはあまり神経質になる必要はありません。というよりも、料理には必ず「塩梅《あんばい》」というものがあります。ダシと調和した「いい塩加減」の状態を指しますが、この塩梅を無視してうす味にすることばかりにこだわっていたら、自分自身の舌の感覚がおかしくなってしまいます。

これまで繰り返してきたように、豊富なミネラルが含まれる良い塩はただしょっぱいだけではない、複雑な滋味があります。こうした塩を口にし、調理に用いる機会が増えてくると自然と味覚は磨かれていきます。あまり濃くしなくてもピタリと味が調うので、結果的に適量の塩が摂れるようになるはずです。

「塩おにぎり」の美味しさが確認できたら、塩だけでなく、できれば水やコメにもこだわってみてください。①ごはんを炊く際に良い塩を一つまみ入れる→②炊飯に水道水ではなく「良い水」を使う（第1章を参照）→③白米の代わりに分づき米（胚芽米）、玄米などを使ってみる。……こんな感じに徐々にステップアップさせていくと、おにぎりの味わいがさらに増してくるのがわかるはずです（白米のごはんより玄米ごはんをすすめる理由については、125ページで解説しています）。

このほかに塩の美味しさがわかるレシピとしては、野菜をたっぷり使った和風ポトフや浅漬けなどもおすすめです。どちらもとてもシンプルな味つけの料理ですが、腸にもやさしく、体調管理にはもってこいの一品でしょう。作り方を76～77ページで紹介しているので、毎日の食事に上手に取り入れるようにしてください。

カンタン！
「良い塩」の味がわかるレシピ

塩おにぎり

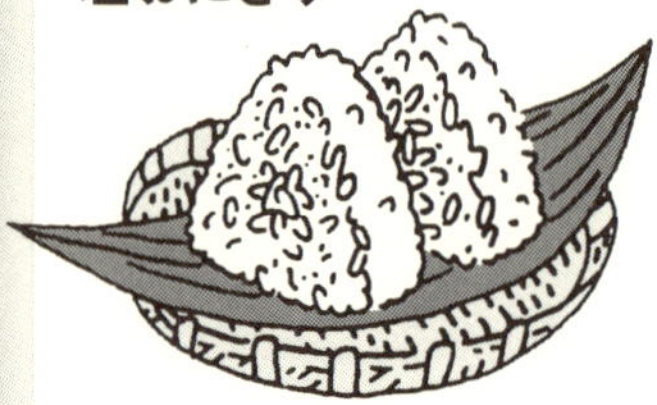

手に水と塩をつけて炊きたてのごはんをおにぎりにする。

ポイント

ごはんを炊く際に一つまみの良い塩を入れる、炊飯時に良い水を使う、可能ならば白米の代わりに分づき米・玄米を使うといった点も工夫してください。

野菜のポトフ

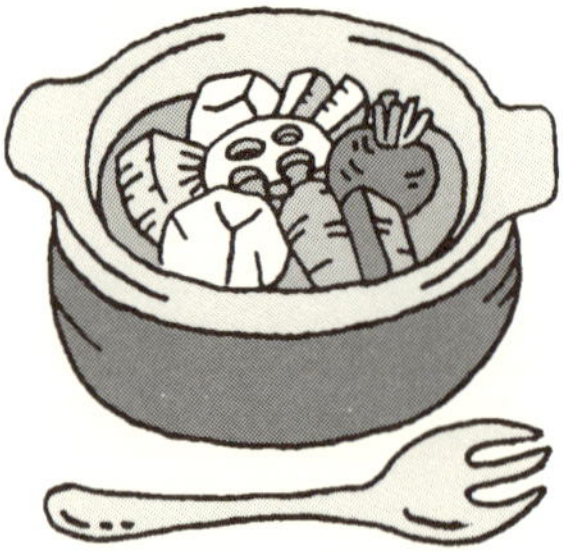

①鍋に水を入れ、昆布、戻した干し椎茸、煮干しなどでダシを取る。

②ニンジン、ジャガイモ、大根、蓮根、カブなどの根菜、タマネギ、セロリなどを食べやすい大きさに切って鍋に入れ、中火〜弱火で15分ほど煮る。

③良い塩と胡椒などで味をつけて出来上がり!

ポイント

和風ダシと自然の塩がマッチしたやさしい味わいのスープです。ダシが取れていれば、塩・胡椒以外の余分な味つけは必要ありません。

野菜の浅漬け

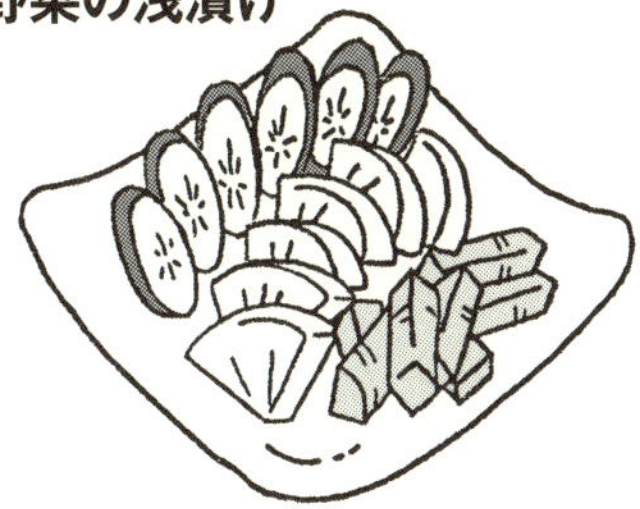

ポイント
作ってすぐに食べられるカンタン浅漬けです。これも塩の味が決め手になります。野菜は鮮度のいいものを選ぶこと。いろいろな種類で試してみてください。

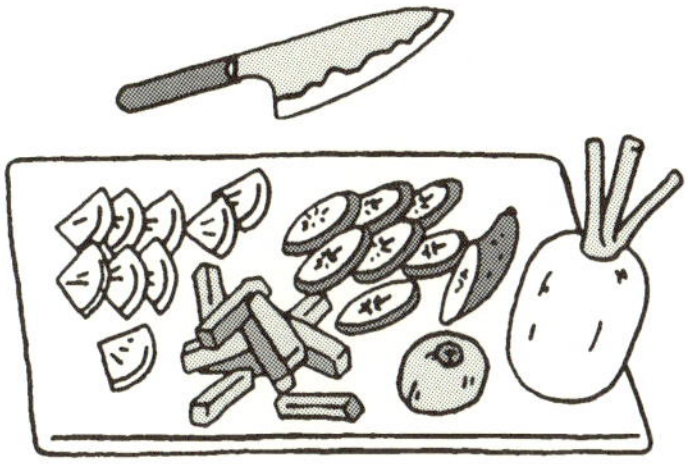

①大根、キュウリ、ニンジンなどを厚さ5ミリほどのいちょう切りにする。
*キャベツを使う場合、ざく切り、千切りなどお好みで。

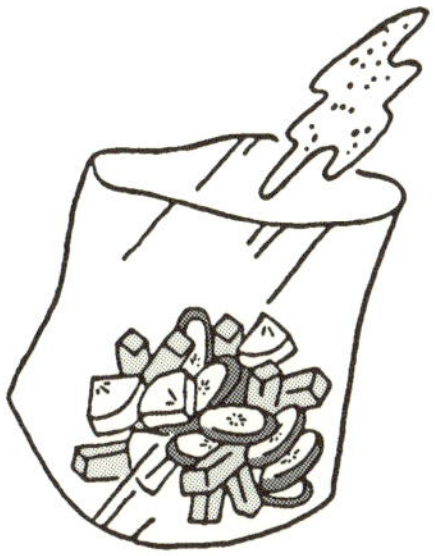

②カットした野菜をビニール袋に入れ、良い塩を適量加えてしばらくもむ。

③10〜15分ほど冷蔵庫で保存したあと、水気をよく絞って皿に盛り付ける。

step 6

水と果物で「塩の摂りすぎ」をカバーする

ミネラルバランスに優れた「良い塩」を積極的に活用する一方で、もう一つ心がけてほしいのが「工場の塩」の過剰摂取を減らすということです。

家庭での調理に関しては「良い塩」に取り替えるだけで対処できますが、外食や間食でも塩分を摂取していることが多いはずです。といっても、ここでも問題にしたいのは摂取量ではなく、あくまでミネラルバランスです。

たとえば、市販のスナック菓子では、塩せんべいが二g、ポップコーンが一・四g、ポテトチップスが一gほど塩分を含むといいます（ともに一〇〇g当たり）。あまり食べすぎないほうがいいのはもちろんですが、ここで使用されているのは大量生産された「工場の塩」である場合がほとんどでしょう。そう、食べすぎるとナトリウムの摂取ばかりが増え、ミネラルバランスが崩れやすくなってしまうのです。

もちろん、外食の際にラーメンのような麺類、かつ丼や天丼などの丼物、ハンバーガーやフライドポテトのようなジャンクフードを口にすると、かなりの量の「工場の塩」を摂取することになります。これらの料理を食べすぎることは体にあまり摂りたくない余分な油がたまってしまう原因にもなりますが（詳しくは第4章を参照）、外食まではなかなか改善できないと感じる人も多いかもしれません。

こうした人にまずおすすめしたいのは、家庭で使う塩を「良い塩」に切り替えることにプラスし、**①「良い水」をたっぷり摂取する、②果物の摂取量を意識して増やす**……以上の二点を心がけるようにするということ。

①については、良い水をたっぷり摂ることが「塩分濃度が高くなった血液を薄める」ことにつながるからです。たとえば、塩辛いものを食べると水が欲しくなりますが、これは血液中の塩分濃度が高くなってしまった証拠。水分補給しないと細胞内の水を使って濃度を薄めることになるため、体の水分不足が慢性化し、細胞内外のミネラルバランスがどんどん崩れていってしまいます。

②の果物の摂取量を増やすことについては、果物に含まれるカリウムに血液中の余分なナトリウムを排出させる働きがあるからです。カリウムとナトリウムは一：一で摂取する

ことが理想とされているので、外食が多くなりがちな人はカリウムが豊富なバナナやレーズン、プルーン、リンゴ、キウイなどの果物を日頃から積極的に摂るようにするといいでしょう。おやつ代わりに果物を食べる習慣をつければ、菓子を口にする機会も自然と減り、ここでもナトリウム過剰は防げるはずです。

この二点に加えて、「良い塩」を小さな容器に入れて持ち歩き、外食時にサラダに振りかけたり、水に混ぜて飲んだりするのもいいでしょう。運動をした後などは汗で失われた塩分の補給が大事になりますが、私がおすすめしたいのは「良い水」に「良い塩」を加えた特製のミネラルウオーターです。ほんのり塩の味がするくらいの濃度に調整したものを適度に飲むようにすると、体内のミネラルバランスが整いやすくなります。

「塩の摂りすぎは体に悪いから」と減らすことばかり考えているとストレスがたまるので、あまり神経質にはならず、ここで紹介したようなプラスαの発想で体内のミネラルバランスを整えることをまずは意識するようにしてください。

また、良い塩の活用に関しては、調理に用いる以外にも、「塩うがい」「塩風呂」「ソルトマッサージ」など様々な方法があります。すぐに実践できるものばかりなので、82〜83ページの解説を参考にしながらトライしてみるといいでしょう。

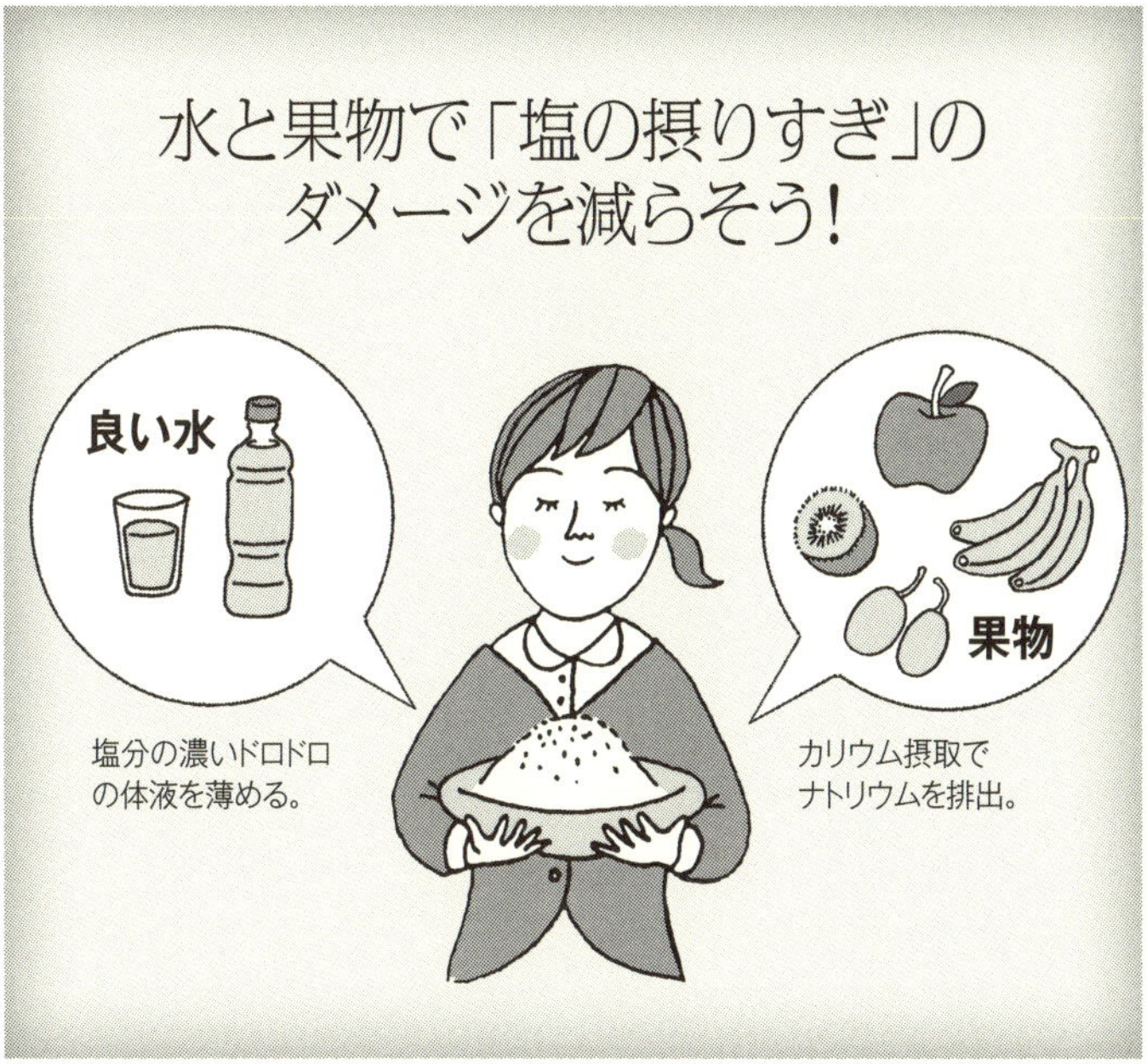
水と果物で「塩の摂りすぎ」の
ダメージを減らそう！
良い水
塩分の濃いドロドロ
の体液を薄める。
果物
カリウム摂取で
ナトリウムを排出。

「塩の摂りすぎ」に対してはあまり神経質になりすぎず、良い水と果物で体の負担をケアすることを考えることが大事。減塩ばかり意識しても体調が良くなるわけではありません。

step 7

日常で実践したい「良い塩」の活用法

ここでは、前項でふれた手軽に実行できる「良い塩」の活用法をいくつか紹介していきましょう。調理する時だけではなく日常の様々な場面で活用していくと、良い塩の効果がさらに体感できるようになるはずです。

1、小さな容器に入れて持ち歩く

ガラスやプラスチックなどの小さな容器に良い塩を入れ、カバンなどにつねに携帯するようにしてください。少し疲れた時に少量をなめたり、外食でサラダを注文する際にドレッシングの代わりにかけたり、様々な形で利用できます。

2、ミネラルウオーターに加える

1の応用になりますが、良い水に良い塩を適量加えれば、ミネラルウオーターとしての効果がさらにパワーアップします。五〇〇ミリリットルのペットボトルに一つまみくらい加えるのが目安。糖が多いスポーツ飲料の代わりに摂取するといいでしょう。

3、塩うがいを習慣にする

殺菌効果がある良い塩の「塩水」でうがいをすることを心がければ、のどや口の中を清潔に保つことができ、感染症の予防になります。また、歯ブラシに良い塩をつけてブラッシングすれば、歯茎が引き締まり、歯周病の予防にもなるでしょう。

4、疲れた時に塩風呂・ソルトマッサージを

疲れがたまっている時などは良い塩をたっぷり入れた「塩風呂」に入浴すると、体がポカポカ、肌つやも良くなり、気持ちがすっきりとリフレッシュできます。塩の量はお風呂のお湯がほんのり塩辛くなるくらいが目安。また、入浴後に水に溶かした良い塩で体をマッサージすれば、肌が引き締まり、皮膚のトラブルも改善されやすくなります（皮膚が弱い人はまず少量の塩で試してみてください）。

step 8

海塩と岩塩、どちらがおすすめ？

ここまで様々な製法の塩について解説してきましたが、すべてに共通しているのは「海の塩」（海塩）であるという点です。

島国である日本人にとってはとてもなじみの深い海の塩ですが、世界を見渡すと、じつは岩塩のほうが広く利用されていることをご存じでしょうか？　世界中で生産されている塩のうち、約三分の二が岩塩で占められているのです。

岩塩は、太古の時代の地殻変動によって地中に閉じ込められた海水が、数億年の歳月をかけて結晶化したもので、一九九七年の塩の専売の廃止にともない、いまでは世界各地の様々な種類の岩塩が輸入され、手軽に入手できるようになっています。こうした岩塩は、これまで解説してきた海塩とどう違うのでしょうか？

まず大前提として理解したいのは、岩塩は島国である日本ではまったく採れない塩、つまり、日本の風土には異質の塩であるということです。海の塩に豊富なマグネシウム（にがりの主成分）が含まれていないものが多く、ナトリウムが主成分という点ではイオン交換膜を使った「工場の塩」と変わりません。ナトリウムの過剰摂取が心配ないまの日本人にはあまり向いていない塩と言えるかもしれません。

岩塩が日常的に利用されているヨーロッパの場合、飲用水がミネラルの多い硬水なので、岩塩を摂っているからミネラルバランスが崩れるということにはなりませんが、すでにお伝えしたように、日本では軟水が中心です。日々の体調を整えていくには、ミネラルが豊富に含まれた昔ながらの海の塩のほうが適していると言えるでしょう。

もちろん、岩塩を摂るのは良くないと言っているわけではありません。先ほど「岩塩は『工場の塩』と変わらない」と述べましたが、これはあくまでナトリウムの含有量に対してのことです。長い長い歳月をかけて結晶化した岩塩は、自然が生み出した一つの作品のようなものです。なかにはミネラル豊富なものもあり、あまり科学的とは言えませんが、良質の岩塩には鉱物に似た不思議なパワーが宿っているようにも感じます。

海の塩を日常的に使う「良い塩」のベースにしつつ、興味のある人は、調理の際のワンポイントに活用してみるといいでしょう。

step 9

「良い塩」はこうして作られる

64ページで述べたように、一九九七年に塩の専売が廃止されて以降、日本各地でミネラルバランスに優れた「良い塩」が作られるようになってきました。ここでは「良い塩はどのようにして作られているのか？」という点に焦点を当てながら、いくつかの優れた塩を紹介していくことにしましょう。

一九七二年に伝統的な塩づくりが見直され、イオン交換膜を用いた「工場の塩」が日本中に普及するようになりましたが、その過程でこれに反対する人たちが有志になり、独自に塩の研究を始めました。このグループが様々な苦労の末に生み出したのが、伊豆大島の海水を原料にした「海の精」です。

「海の精」の特徴は、伊豆大島の製塩場で汲みあげた海水を先ほど述べた「天日・平釜」の製法で加工しているという点。塩の専売という大きな縛りがあるなかでこうした製法を再現させ、良質の塩を作り上げることに成功したわけです。そこには並大抵でない努力が必要だったでしょう。日本の塩の原点を知るという意味でも、この塩を味わう価値は十分にあると思います。

日本で生まれた「海の精」に対し、韓国の伝統的な「焼き塩」の製法をベースに開発されたのが「キパワーソルト」です。

この「キパワーソルト」は、韓国の南西部（全羅南道新安郡）にある群島の一つ、ピグム島にある塩田の水を天日で結晶化させ、時間をかけて粗塩にしたものを八〇〇〜一二〇〇度もの高温で焼成するというユニークな製法で作られています。

高温焼成するのはダイオキシンなどの有害物質を完全に無害化し、ミネラルの吸収率を高めることがねらいだとされています。また、この高温焼成によって塩の還元作用（＝酸化を防ぎ蘇生させる力）が飛躍的に高まることも確認されています。調理に用いればその食材の味が引き出されるだけでなく、食材そのものの鮮度を高めたり、長持ちさせたりすることにも役立てられるでしょう。

通常ならば取り除かれる「にがり」を最大限に活用した塩もあります。

そのうちの一つで「天日・平釜」法とはまったく異なる独自の製法で良質な塩を生み出

しているのが、沖縄の「ぬちまーす」です。

沖縄本島中部の宮城島で汲み上げた海水を霧状に噴霧し、そこに温風を当てることで水分だけを蒸発させ、ミネラル分を結晶化させるというもので、伝統的な塩の製法よりもさらに多くのミネラルが得られるといいます。ナトリウムの排出作用にも優れているそうなので、塩分の摂りすぎが気になる人にもおすすめできます。

また、宮古島で作られている「雪塩」は、珊瑚礁を形成する石灰岩の地層から汲み上げた海水を「海水淡水化装置」に通し、そこで取り出された濃縮海水を熱した鉄板に吹き付け水分を蒸発させることで生み出されます。

沖縄本島沖の粟国島《あぐに》で作られている「粟国の塩」も、ポンプで汲み上げた海水を一万五〇〇〇本もの竹が吊るされた「塩田タワー」のなかを繰り返し通過させ、徐々に濃縮させてからゆっくりと煮詰めて作り出されるといいます。

どの塩も海水からにがりを分離させずに製造しているため、海水に近いミネラルバランスになるようです。それぞれ創意工夫をこらし海の恵みを最大限に引き出していることがわかるでしょう。ほかの良い塩も含め、一つ一つ試しながら自分の好みに合ったものを選ぶようにしてください。

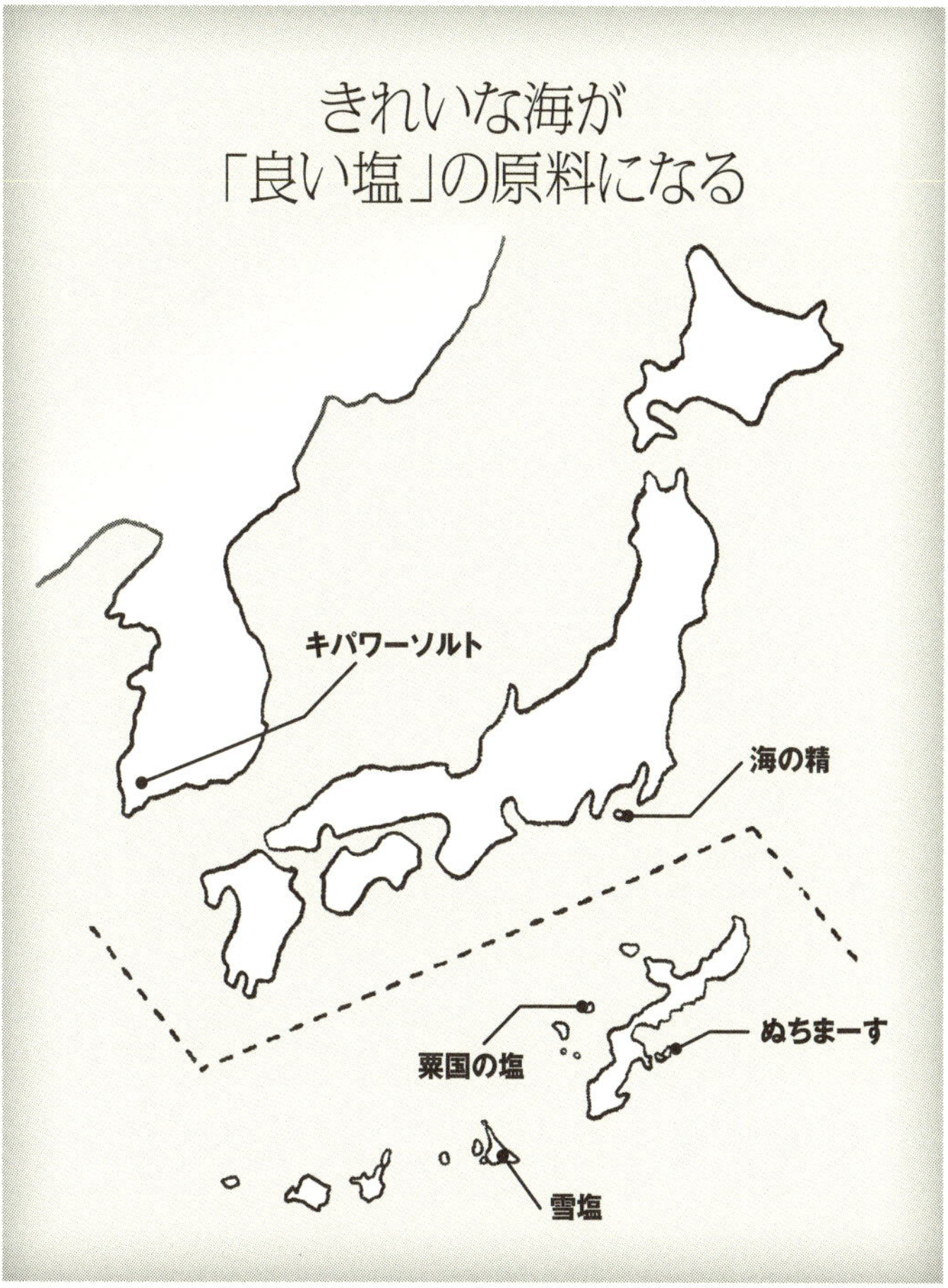
きれいな海が
「良い塩」の原料になる
キパワーソルト
海の精
ぬちまーす
粟国の塩
雪塩

良質なミネラルを含んだ良い塩は、どれも海がきれいな土地で製造されています。環境を守り、大切にすることが、体にいい塩を生み出す土台なのです。良い塩は環境保護のバロメーターと言ってもいいかもしれません。

海の精☎03·3227·5601／キパワーソルト☎03·3400·0595／ぬちまーす☎098·983·1140／雪塩☎0120·408·385／粟国の塩☎098·871·4321

step
10

「ミネラルバランス」だけでなく「量」も大事！

ここまでミネラルバランスに優れた「良い塩」について様々な角度から取り上げてきましたが、大事なのは「ミネラルバランス」だけではありません。健康を維持するうえではミネラルの摂取量がとても重要になってきます。この章の最後にこうした「量」の問題についても考えてみましょう。

まず理解しなければならないのは、毎日の食事だけでは体が必要としているミネラルを十分に補給することが難しいという点です。ミネラルバランスを問うことも大事ですが、じつはそれ以前に量そのものが足りていないのです。

原因として考えられるのは、野菜や果物などに含まれるミネラルが昔に比べて大幅に減少してしまっているという点でしょう。

その理由はハッキリしています。化学肥料を使った近代農業が広まることで土壌に豊富に含まれていたミネラルが減少し、その結果、そこで採れる野菜や果物のミネラル含有量も相対的に減ってしまったからです。

たとえば、「日本食品標準成分表」を過去にさかのぼって調べていくと、ほうれん草に含まれる鉄分が一九五〇年と比べて六分の一以下に、ニンジンやキャベツに含まれるビタミンCは二分の一以下にまで減少しています。「過去一〇〇年間に世界の農地のミネラル含有率が八五～五五％に減ってしまった」という国連環境開発会議（地球サミット）のレポートにもあるように、現代では野菜の質自体が低下してしまっているのです。

また、穀類を精製することでビタミンやミネラルなどの微量栄養素が大幅に失われてしまうという問題もあります。質が落ちてしまった作物から、食べやすくするという理由でさらに栄養を削り取ってしまっているわけです。私たちが普段食べているものは、栄養的に見るとじつはかなり「スカスカ」なのだとわかるでしょう。

良い水と塩を摂ることは体内環境を変え、健康レベルを高めていく大事な土台になりますが、「もっと生命力を活性化させたい」「自分の能力が発揮できるようになりたい」という人は、こうしたミネラルの絶対量が足りていない現実にも目を向けてください。そして、これまで以上に意識して「野菜や果物をたっぷり摂る」ようにすること。ミネラル補給という点では、玄米のような未精製の穀類を主食にしたり、良質の土壌で育てられたオーガニックの食材を選んだりすることも大切です。

もちろん、忙しい日常のなかで思うように実践できないこともあるでしょう。そうした人におすすめしたいのは、野菜や果物をたっぷり摂ることを心がけたうえで、それでも不足してしまう分をサプリメントで補うということです。

では、どんなサプリメントを摂ればいいのでしょうか？　詳しくは１８４ページで解説していますが、ミネラルは個々の成分の微妙なバランスのなかで成り立っています。カルシウムだけ、鉄分だけというふうに単品で摂るだけでは、かえってミネラルバランスが崩れてしまう恐れがあります。その点を考えると、体に必要なミネラルが程良く配合された「マルチミネラル」を選ぶといいでしょう。

なお、体内のミネラル不足を客観的にチェックする手段として「毛髪ミネラル検査」のような方法もあります。その名の通り、毛髪に含まれるミネラルから体内のミネラルバランスを把握するというもので、必須ミネラルの不足だけでなく、水銀や鉛、カドミウムなど体に有害なミネラルの蓄積度も確認できます。体調管理の一環として、健康診断の代わりに受けてみるのもいいでしょう。

「良い塩」選びの次はコレ！
ミネラル不足を改善する3つの方法

1. 野菜・果物の摂取量を意識して増やす

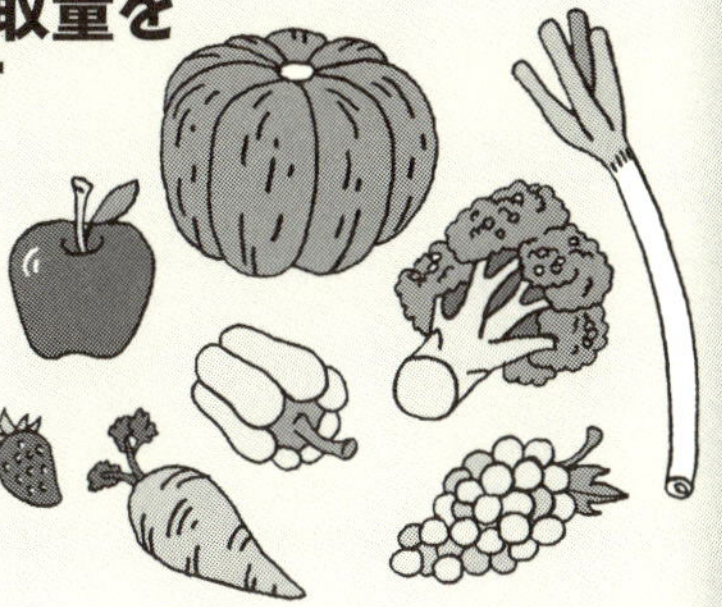

個々の作物のミネラル含有量が減少している以上、まずは摂取する量を増やすことが大切です。生野菜のサラダ、朝の果物などを積極的に摂りましょう。「植物食85%:動物食15%」が一つの目安になります（詳しくは168ページを参照してください）。

2. サプリメントを有効活用する

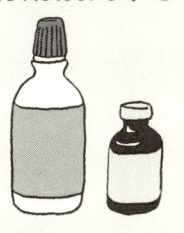

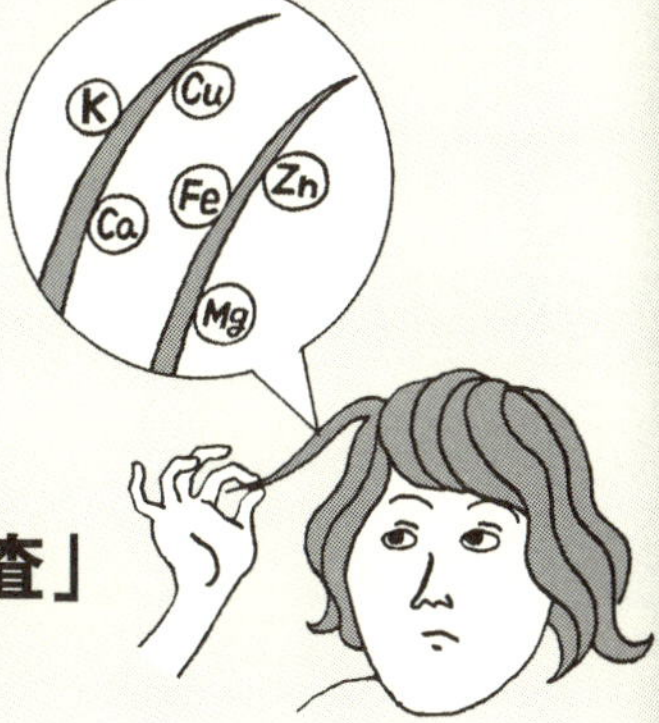

3.「毛髪ミネラル検査」を受ける※

※ら・べるびぃ予防医学研究所☎0120・117・424

Check List

第2章のチェックリスト
まずここから始めよう!

□ **1** **どんな塩を使っているかをチェックする**

□ **2** **製造方法をチェックし、「イオン交換膜」「溶解」から「天日・平釜」の塩に切り替える**
（商品に必ず表示されています）

□ **3** **良い塩が入手できたら、その味を舌でおぼえる**
（塩おにぎり、野菜のポトフ、浅漬けなどがおすすめ）

□ **4** **外食・間食が多い人は「水と果物」でミネラルバランスを整える**

□ **5** **良い塩を容器に入れて持ち歩く**
（サラダにかけたり、ミネラルウオーターに加えたり……）

□ **6** **お気に入りの良い塩を見つけて利用してみる**

□ **7** **ミネラルは「バランス」だけでなく「摂取量」も意識する**
（まず野菜や果物をたっぷり摂ることを心がける）

□ **8** **慢性的なミネラル不足を良質のサプリメントで補う**

1章と同様、できるところからトライしてください。1カ月単位でチェックをしなおし、欠けているところを補っていきましょう。

第3章

砂糖の摂り方で健康レベルはこんなに変わる

prologue
プロローグ

砂糖の「賢い摂り方」を身につけよう

ここまでの章で取り上げてきたように、「水」と「塩」は、全身の細胞がイキイキと働くために必要な、そのベースとなる食材です。細胞そのものが水で満たされ、ミネラルの働きによって維持されている以上、良い水と塩を摂ることがいかに大事かおわかりになってきたはずです。

この章では、水と塩（ミネラル）で成り立っているあなたの体内環境をさらに整え、快適な状態に導いていくため、現代人の健康に大きな影響を及ぼしている「砂糖」に注目したいと思います。

砂糖は、三大栄養素の一つである糖質の仲間で、摂取するとブドウ糖に分解され、細胞内で活動エネルギーに変換されます。栄養素として見た場合、糖質は生きていくうえで欠かせない成分ですが、問題はその摂り方です。糖質を精製してミネラルなどをすべて取り去った「白砂糖」の状態で摂取すると、体に様々なリスクが生じることになるからです。

詳しくは本章で解説していきますが、私は白砂糖のリスクは主に次の三点に集約できると考えています。

①高血糖（糖尿病）　②肥満　③メンタルへの影響

①と②については比較的よく知られていますが、私がそれ以上に危惧しているのが③のメンタルへの影響です。第1章でも若干触れましたが、近年、砂糖の過剰摂取は血糖値を不安定にし、うつなどの心の病気を誘発する因子の一つになることが指摘されているからです。

といって、「甘いものを一切口にするな」と言っているわけではありません。

水や塩がそうであったように、砂糖にも賢い摂り方というものが存在します。この章の私のアドバイスを実践することで、心身が安定し、体調管理がさらにラクになっていくのを実感してください。

step 1

白砂糖の摂りすぎでメンタルが不安定になる？

まず、砂糖とはどんな食材なのか簡単にお話ししましょう。先ほど私は、砂糖は三大栄養素の一つである糖質の仲間だと述べましたが、糖質はごはんやパン・めん類、果物、イモ類などの主成分でもあります。同じ糖質なのに、砂糖（白砂糖）の過剰摂取が特に問題視されるのはなぜなのでしょう？

この点を理解するには、糖質という栄養素についてもう少し詳しく知る必要があります。１０１ページの図にあるように、糖質は糖の結合の仕方によって、①単糖類、②少糖類、③多糖類に大きく分けられます。砂糖は②の少糖類に分類されるもので、ブドウ糖と果糖が結合した構造になっています。

これに対して、ごはんやパン・めん類などに含まれるでんぷんは多糖類の仲間で、文字通り、複数のブドウ糖が結合した構造です。どちらも同じ糖質ですから、体内で分解されエネルギーの原料になる点は変わりありません。ただ問題は、腸から血液に吸収される際のスピードです。砂糖は構造がとても単純なためこの吸収スピードが非常に早く、血糖値が一気に上昇してしまうのです。

第1章でもふれましたが、一気に上昇した血糖値は上がった分だけ急降下します。疲れた時などに甘いものを摂ると元気になれるのは血糖値が上昇するからですが、すぐに落ち込んでしまうため、再び元気になろうと甘いものが食べたくなります。これが繰り返されればやがて「甘いもの中毒」に陥ってしまうことがわかるでしょう。

こうした甘いもの中毒が恐ろしいのは、短期間に血糖値がアップダウンすることで感情が不安定になってしまうことです。

うつもそうですが、ささいなことでキレやすくなったり、始終イライラしたり……感情のアンバランスには白砂糖の過剰摂取が大きく関与しています。その意味では、白砂糖は一種の麻薬のようなものなのです。

繰り返しますが、糖質そのものが悪いというわけではありません。ただ、原料のサトウキビなどから汁を絞り出し、遠心分離機にかけて結晶化させる過程で天然のミネラルがすべて失われるため、白砂糖は甘いだけのカロリーの固まり、不自然な糖質だけの食べ物に変わってしまいます。この結果、体内への吸収スピードが一気に高まり、体に多大な負担をかけることになるのです。

読者の皆さんのなかには「単糖類である果糖のほうが吸収スピードが速いのではないか？」と思われた人もいるかもしれませんが、果物には糖質（果糖）だけでなく、ミネラルやビタミン、食物繊維なども含まれます。果物を食べるとこれらの栄養素を一緒に補給できるため、白砂糖を摂取するような弊害は生まれにくいのです（ただ、果物の摂取に関しても注意点はあります。詳しくは１１６ページを参照）。

こうして見ていくと、白砂糖が体に及ぼす問題は、前章で述べた塩の問題とも大きく重なり合うことが理解できるはずです。要するに、白砂糖も塩も原料を精製し、天然のミネラル分を取り除いていったことで、体に負担をかける食品に変わってしまったのです。食材は自然から遠ざければ遠ざけるほど体に悪いものに変質していく。……そんなとてもシンプルな事実が浮かび上がってくるでしょう。

なお、黒砂糖についてはサトウキビの絞り汁を煮詰めただけなのでミネラルは失われておらず、摂りすぎないかぎりここに挙げたような白砂糖のリスクは少ないと言えます。このほかの様々な甘味料については１１２ページを参照してください。

「糖」にはこんな種類がある！

単糖類	ブドウ糖 果糖	（果物、ハチミツなど） 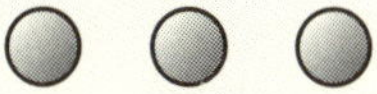
少糖類	ショ糖 乳糖 麦芽糖 オリゴ糖	（砂糖、牛乳、水あめなど） 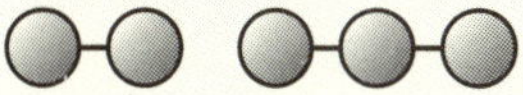
多糖類	でんぷん グリコーゲン デキストリン （食物繊維）	（ごはんなどの穀類） 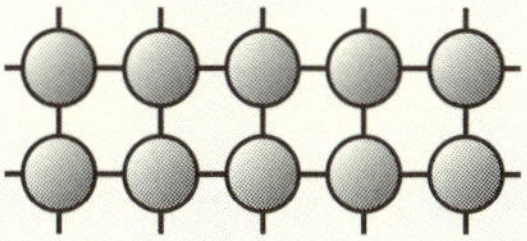

新谷先生のコメント

砂糖はブドウ糖と果糖が結びついた二糖類で、正確にはショ糖と言います。精製の仕方によって白砂糖、黒砂糖、三温糖、氷砂糖などに分かれますが、皆さんの多くが口にしているのは精製度の高い白砂糖でしょう。この白砂糖も、上白糖やグラニュー糖など加工の仕方によって種類が分かれます。最近では、こうした砂糖以外にも様々な甘味料が利用されるようになり、選択肢の幅は広がっています。この章の私のアドバイスを参考に、精製度の低い、体にやさしい砂糖を選ぶようにしましょう。

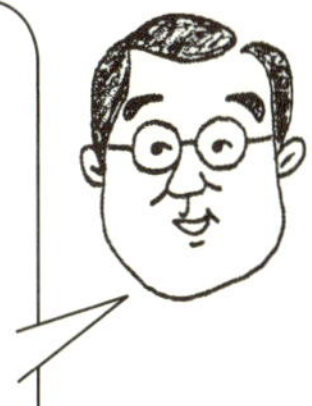

step 2

甘いものでストレス解消しないために

白砂糖の問題点について見てきましたが、ここで注意したいのは白砂糖だけを単体で摂取するケースはあまりないということです。

菓子類やケーキ、パンなどを思い浮かべるとわかりますが、白砂糖をたっぷり含んだ食品の多くは精製した小麦粉を原料にしています。お気づきかもしれませんが、この精製した小麦粉も同じ糖質の仲間であり、しかも精製して粉にしているという点で白砂糖と同じようなリスクを抱えています。要するに、血糖値をアンバランスにさせてしまう原因が二つも重なり合ってしまうわけです。

たとえば、スーパーなどで菓子類やパンなどのパッケージの原材料をご覧になってくださいさい。おそらく小麦粉、砂糖（ブドウ糖）、油脂、牛乳、マーガリン（ショートニング）などの表示が目に入ってくるはずです。

わかりやすく言えば、精製した糖質に乳製品や油脂類を加えたものがお菓子や軽食として口にされているということです。しかも、これらの食品の多くには、保存料や着色料など様々な添加物が含まれています。まったく食べるなとは言いませんが、食事の代わりになるようなものでないことはおわかりになるはずです。

忙しいからとパンや菓子類で空腹を満たしてばかりでということはありませんか？　こうした食事を続けると精製糖質（白砂糖＋白い小麦粉）の過剰摂取につながるばかりか、摂りすぎを気をつけたい乳製品や油脂類も口にしてしまうことになります（油の上手な摂り方については第4章を参照ください）。こうした食習慣を変えていかないかぎり、健康レベルを高めることはなかなか難しいでしょう。

まず実行してほしいのは、食事をしっかり摂ってこうした間食をなるべく避けることですが、時にはお菓子やパンを口にしたいこともあると思います。

できることならば、80ページでも述べたように果物・ドライフルーツでの糖質補給を心がけることです。未精製の小麦（全粒粉）やライ麦を使ったパンや、白砂糖の代わりに黒砂糖を使ったお菓子などを摂るのもいいでしょう。

そろそろ体調管理をしっかりしていきたい、太り気味の体質を何とかしたい……もしそう考えているのなら、商品を購入する際に①砂糖（白砂糖）、②小麦粉、③乳製品、④油脂が含まれていないものを選ぶ機会を増やす。完全には難しいとしても、こうした意識を持つようにするといい意味での自制心が出てきます。

スナック菓子やチョコレートなどを少しずつ減らし、食事の内容にも気が配れるようになってきたら、たまの息抜きにカフェやレストランで美味しいスイーツをいただくのも悪くありません。気の合う友人や家族と一緒に楽しく会話をしながらいただくのならば、体にもあまり悪い負担はかけないはずです。

逆に言えば、ストレスがひどくたまっているような時、そのはけ口に甘いものをガツガツと食べるのは極力避けること。ストレスがたまっている時はそれだけで高血糖状態なのです。そんな体に精製糖質を放り込んだら血糖値がさらに不安定になり、イライラが増し、かえって神経がすり減ってしまいかねません。

そうした時は散歩をしたり、軽い運動をしたりして気分転換することが一番です。少々面倒と感じることかもしれませんが、「気分転換したくなったら、食べる前に体を動かす」、これが意外に効力を発揮します。コンディショニングの一環として甘いものを賢く食べる術を身につけるようにしてください。

気分転換したくなったら……食べる前に体を動かそう！

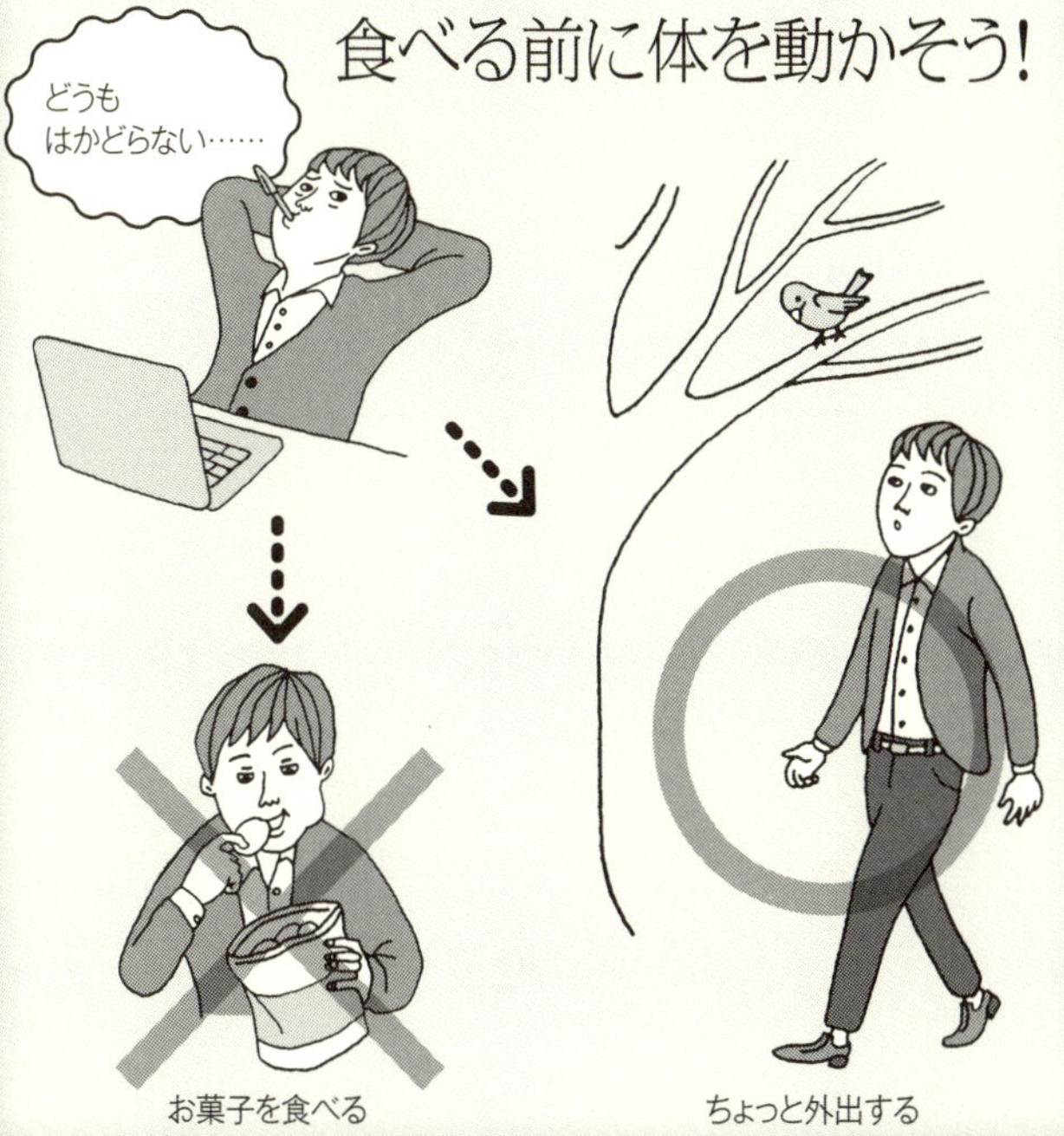

どうも
はかどらない……
お菓子を食べる
ちょっと外出する

新谷先生のコメント

仕事などがはかどらずちょっとイライラし始めたら、甘いものを口にする前にまずは机を離れ、外の空気を吸いましょう。15〜30分ほど散歩すると頭がスッキリし、いいアイデアも湧いてきます。小腹が空いた時もまずは果物かドライフルーツで。

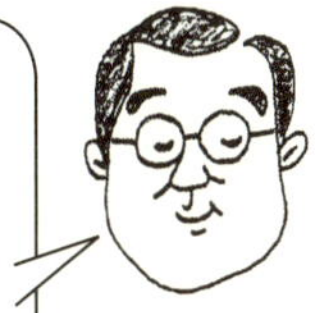

step 3

「甘いもの依存」をスムーズに改善する方法

前項で「スイーツの賢い摂り方」について考えてみましたが、読者の皆さんのなかには「そうは言ってもなかなかやめられない」「スナック菓子やチョコレートをつい口にしてしまう」という人もいるかもしれません。

白砂糖は体内にすぐに吸収され、すぐにエネルギーとして消費されてしまうため、まるで蒸気機関車に薪を投げ入れるように次々と新しい燃料が欲しくなります。たくさん食べても満足できず、いつの間にか依存症になってしまうのです。

現代社会は白砂糖に取り囲まれているような社会ですから、普通に暮らしているつもりでもこうした依存症＝甘いもの中毒になりやすく、しかも、いったんなってしまうとなかなかその状態から抜け出せません。

かといって、無理やりガマンしてもストレスがたまり、高血糖になってしまうため、感情が不安定になりやすくなることはお話しした通りです。これでは頑張って甘いもの断ちを続けても、あまり体には良くないでしょう。

高血糖状態が続き、血糖値を下げるインスリンの分泌が追いつかなくなると、血液中にダブついた糖を処理しきれず、糖尿病のリスクが高まっていきます。糖尿病と言うと肥満の人がなるイメージがありますが、そうとも限らないのです。

先にふれたように血糖値はストレスでも上昇してしまうので、やせている人でもかかる可能性は十分あります。甘いものでストレス処理をしているような生活を送っているかぎり、誰もがかかりうる病気と考えたほうがいいでしょう。

いずれにせよ、甘いものの摂りすぎが心と体に大きな負担をかけるということが見えてきたと思います。では、こうした甘いものの悪循環を断ち切るにはどうしたらいいでしょうか？　前項で述べた対処法がなかなか続けられない人は、まず砂糖の入った飲料水を摂るのを減らしてみてはどうでしょうか？

第1章で解説したように、市販の清涼飲料水や炭酸飲料、スポーツ飲料、栄養ドリンクのなかには、液糖と呼ばれる合成甘味料が添加されています。液状ですが、ブドウ糖と果糖が結びついている点で白砂糖と変わりはありません。むしろ液状である分だけ吸収は早く、高血糖のリスクは高まるでしょう。

「体の調子があまり良くない」「疲れがたまってやる気が出ない」……そんな自覚症状がある時は、飲み物を購入する時に「果糖ブドウ糖液糖」「異性化果糖」といった表示のあるものを少し減らしてみてください。

代わりに心がけてほしいのは、のどが渇いたら、とにかく良い水を飲むようにするということ。最初のうちは、ほかの甘いものまで禁止しなくても構いません。まずは飲み物だけ変えてみてはどうでしょう？　水だけでは飽きてしまう、物足りないという人は、「無糖」のものを選ぶようにすることから始めても構いません。ノンカフェインのハーブティーや麦茶などを取り入れるのもいいでしょう。

これができるようになってきたら、徐々に果物やドライフルーツで甘みを摂るように心がけ、主食もパンからごはん中心に切り替えてください。しっかり体質改善をはかりたいのなら、さらに白米のごはんを玄米ごはんへ変えることもおすすめします。

ここに挙げたものもすべて糖質の仲間です。しかも、血液への吸収スピードがゆるやかで、体内でじっくりとエネルギーに変換されていきます。糖質の「質」を変えていくことで、自然と甘いもの中毒から脱却できるようになるはずです。

「逃げ道」を作りながら「少し努力する」のが長続きのコツ

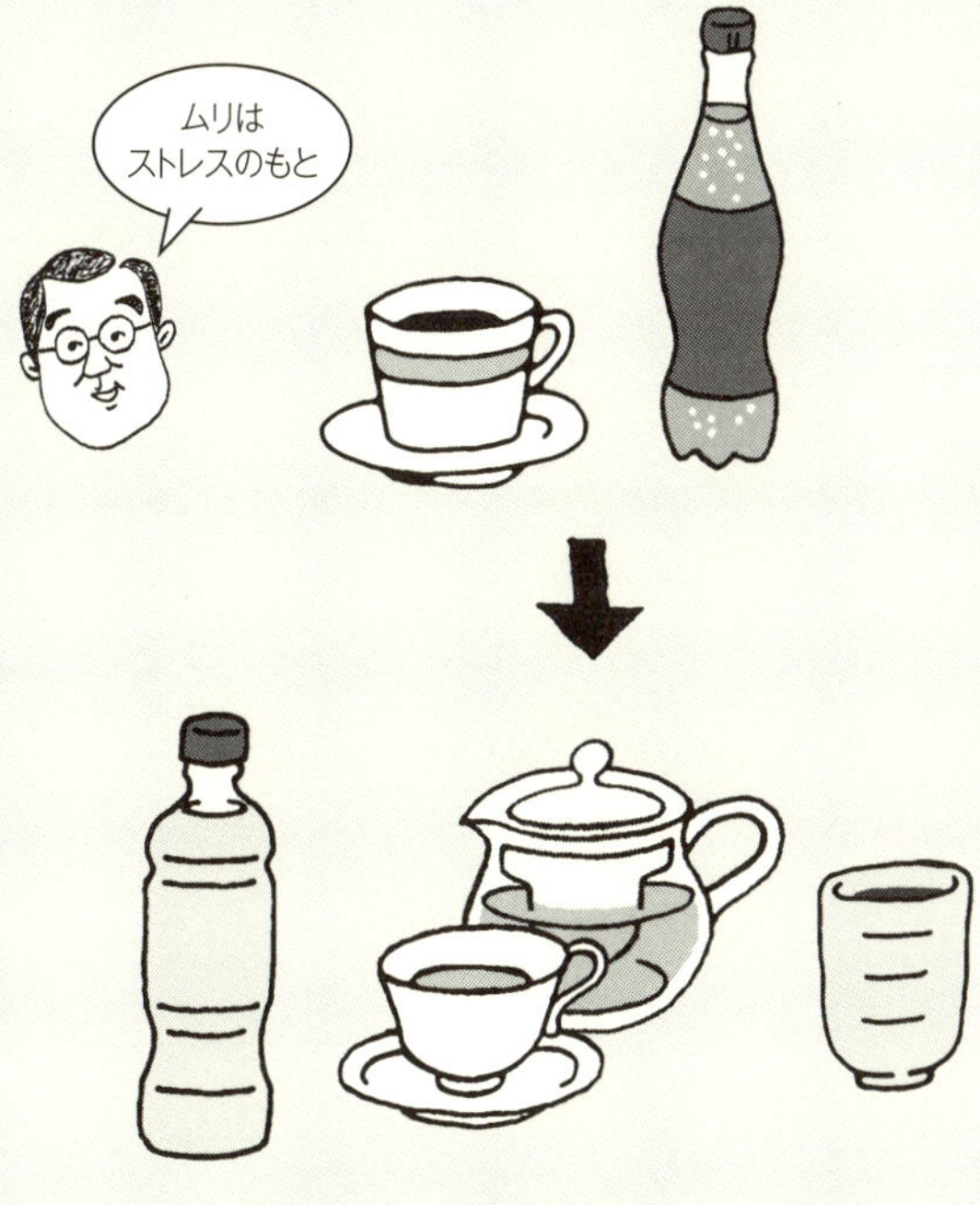

とりあえず飲み物だけ変えてみる

ガマンはストレスがたまるだけ。とりあえず飲み物だけ甘いものを減らし、お菓子はOKにするなど、最初のうちは「逃げ道」を作るのも一つの方法です。

step 4

砂糖よりみりんや料理酒を上手に使おう

砂糖（液糖）の入った飲料水を徐々に減らせるようになってきたら、家庭で調理をする際に使っている「砂糖」についても見直してみましょう。

煮物などに砂糖を使って甘辛くしたり、コーヒーや紅茶に砂糖を入れたり、家庭でも白砂糖を使う機会はそれなりにあるかと思います。外食や間食の際に摂取する白砂糖の量に比べたら心配は少ないかもしれませんが、白砂糖の摂りすぎが気になるという人はみりんや料理酒を使うように心がけてください。

そもそも砂糖がなくても、料理の味が落ちるようなことはありません。甘みが欲しいのならば、みりんや料理酒で十分です。コーヒーや紅茶には黒砂糖もよく合うので、無糖が苦手だという人は少量用いるといいでしょう。

ちなみに、和食の調味料の基本は「さしすせそ」にあると言われ、「砂糖・塩・酢・醤油（古語で「せうゆ」と読む）・味噌」の順で用いるといいと言われていますが、和食に砂糖を使うようになったのは戦後になって以降のことです。昔の日本人が塩や酢、醤油、味噌と同じように砂糖を使っていたわけではありません。

最近では、調味料の「さしすせそ」の「さ」は「酒」（みりん、料理酒）であるととらえる人もいるようです。考えてみれば酒もみりんも同じ糖質であるわけですから、十分に甘みは出せます。しかも、コメから作った発酵食品でもあり、アミノ酸などのうまみ成分も豊富で味わいが豊かになります。

ただ、みりんや料理酒については、その製法によって品質が大きく左右されます。みりんに関しては、もち米と麹をアルコール発酵させた「本みりん」を選ぶことです。「みりん風調味料」と表示されたものには水あめやブドウ糖を混合されているため、みりん本来の味わいはなく、白砂糖を摂るのと変わりません。料理酒を用いる場合も、余分な添加物を加えていないものを選ぶようにしてください。

なお、血糖値が高めの人は、ここに挙げた黒砂糖や料理酒、みりんも避け、次項で解説する腸にやさしい甘味料を用いたほうがいいかもしれません。甘みをつけるのにも様々な方法があることがわかれば、料理のバリエーションも広がるはずです。

step 5

もっと活用したい！個性豊かな様々な甘味料

砂糖と言うと「白砂糖」と「黒砂糖」しか思い浮かばない人もいるかもしれませんが、てんさい糖やきび砂糖などほかにも様々な種類があります。また、甘みを摂る手段として考えれば、その選択肢はさらに多様です。

近年、こうした様々な「糖」の中で注目されているのが、てんさい糖です。白砂糖・黒砂糖・きび砂糖がさとうきびを原料にしているのに対し、こちらはてんさい（砂糖大根）という植物を原料にしているのが特徴で、後述するオリゴ糖を含んでいるため整腸作用に優れ、血糖値の上昇もゆるやかです。黒砂糖のクセのある甘みが苦手な人は、同じ未精製のてんさい糖を使ってみてもいいでしょう。

また、天然の甘味料としてはメープルシロップやはちみつが知られていますが、含有されているミネラルやビタミンの量ではメープルシロップのほうが優れています。ともに品質の良いものならば家庭に常備しても構いません。血糖値の上昇がゆるやかで、体に負担がかからないという点では、羅漢果《らかんか》やアガペーシロップ、ステビアなどの天然甘味料もおすすめです（詳しくは115ページを参照）。

このほかにも、野菜や果物などに含まれる糖質の一つであるオリゴ糖も、体（腸）にやさしい甘味料として注目されています。摂取すると腸内で善玉菌（ビフィズス菌）が増殖しやすくなることに加え、食物繊維と同様、体内に吸収されないため血糖値が上がらないという利点があるからです。食物に含まれるオリゴ糖はわずかなので、成分を抽出した甘味料を日常的に利用するのもいいでしょう。

こうした甘味料の存在を知ると、白砂糖ばかりが甘みを摂る手段でないことが改めて実感できるはずです。体のことを考えれば、外食時はともかく家庭で使う砂糖くらいはここに挙げた天然の甘味料に切り替えていいはずです。

なお、こうした天然甘味料に対して、糖質ゼロ、カロリーゼロをうたう飲料水や食品の多くは、アステルパームのような人工甘味料が使用されています。私としては天然の甘味料をおすすめしたいところですが、甘みのある飲料水やアルコールなどがなかなかやめられない人の選択肢の一つにはなるかもしれません。

ヘルシー＆元気になれる！
体にやさしい甘味料ガイド

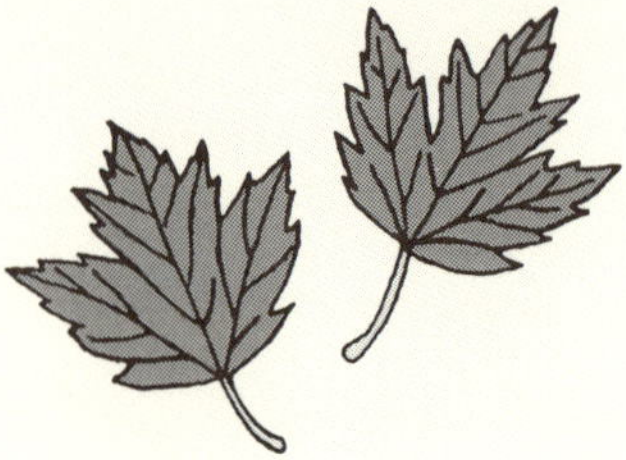

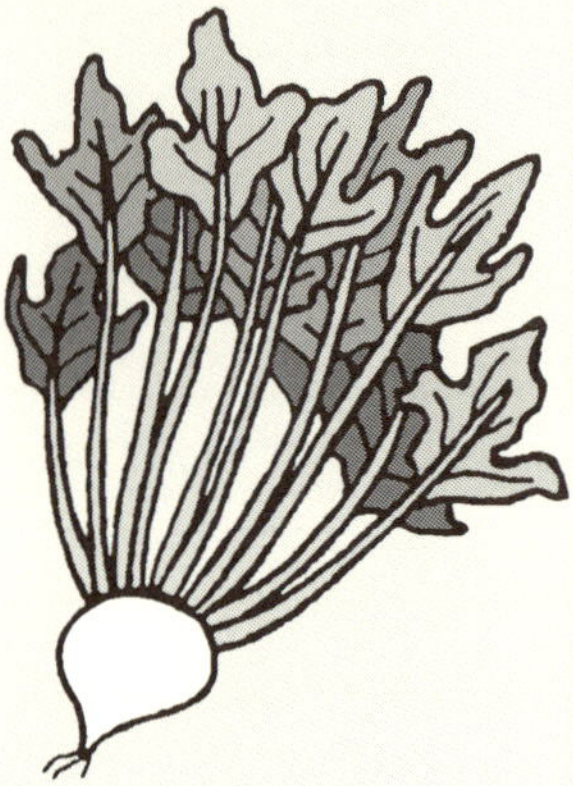

メープルシロップ

かえでの樹液を集めて作った天然甘味料。ビタミン、ミネラルの含有量が高く、しかも低カロリー。カナダのケベック州が世界最大の産地として知られる。

てんさい糖

てんさい（砂糖大根）を原料にした砂糖。白砂糖のような単糖類でないため体内にゆっくり吸収されるのが特徴。オリゴ糖が多く含まれるため腸にもやさしい。

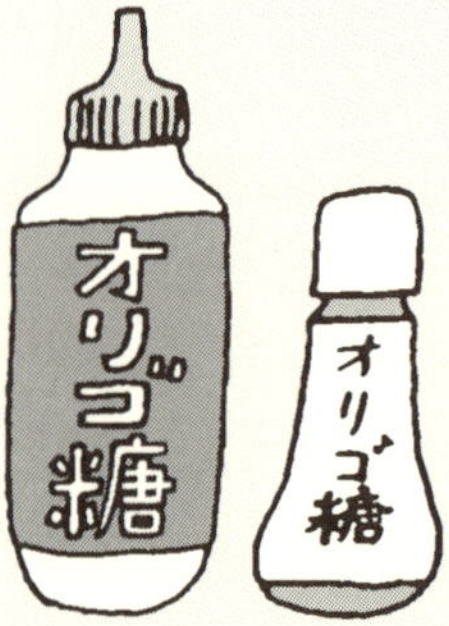

オリゴ糖

腸で吸収されず善玉菌（ビフィズス菌）のエサになることから、優れた整腸作用を発揮する。多くの野菜、果物に含まれるが、量が少ないので甘味料で摂取するのがおすすめ。

アガベーシロップ

メキシコ原産のサボテン科の植物から採れる天然甘味料。果糖が主成分で、あっさりしたやさしい味わい。こちらもビタミン・ミネラル豊富で腸から吸収されない。

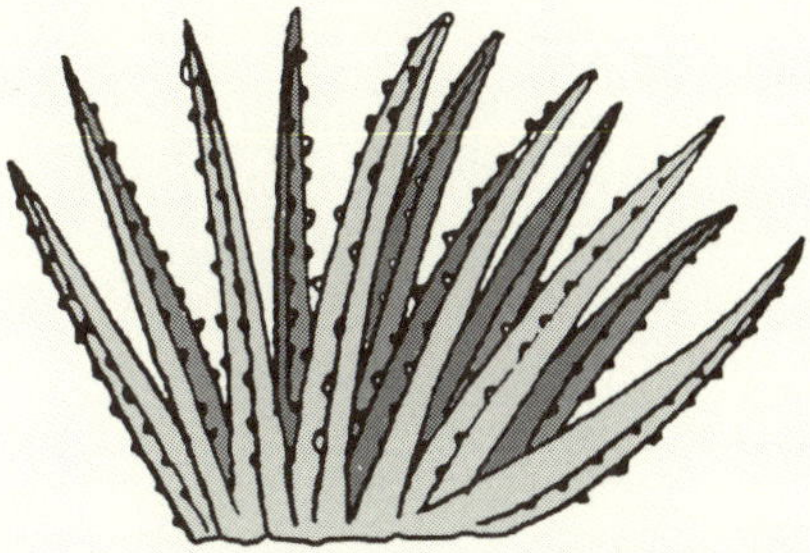

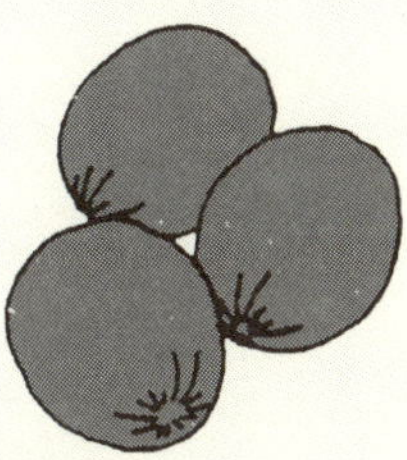

羅漢果

中国原産のウリ科の果物で、その果汁は砂糖の300倍もの糖度がありながらノンカロリー。ビタミン・ミネラル豊富で、腸で吸収されないため血糖値を上げない。

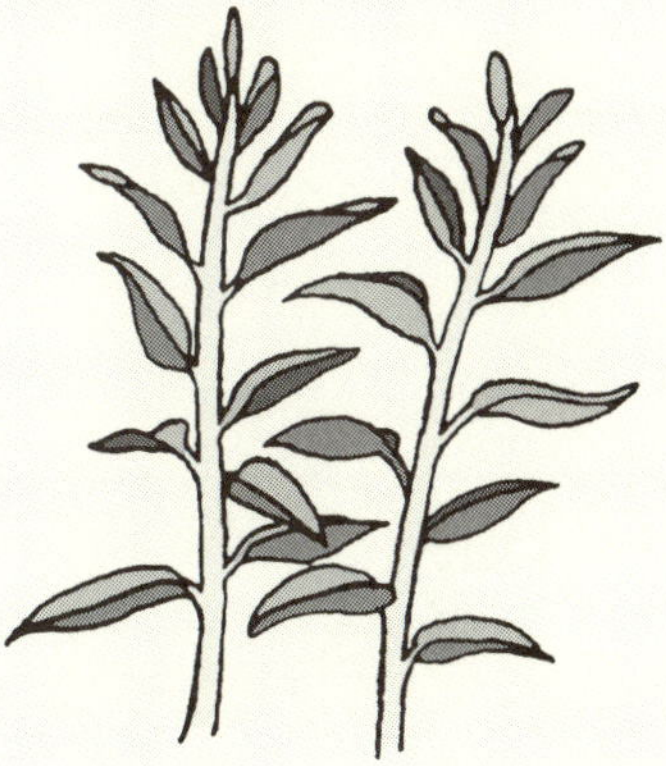

ステビア

南米パラグアイ原産の植物で、砂糖の200〜300倍もの糖度がありながら低カロリーであるのが特徴。他の甘味料と同様、高血糖対策にも役立つ。

どれも十分な甘さがありながら白砂糖よりも低カロリーで、血糖値も上げない。それぞれ味わいは異なるので、好みに合わせて活用したい。

step 6

果物の摂取で気をつけたいこと

すでにお伝えしたように、良質な糖質の補給源として新鮮な季節の果物は欠かせません。精製した白砂糖のように体に負担をかけないばかりか、ビタミン、ミネラル、ポリフェノールのような活性成分（ファイトケミカル）、食物繊維など、毎日の食事でなかなか摂取できない栄養素が効率よく摂取できるからです。

また、私の本の読者ならばご存じだと思いますが、生の果物には生命活動の媒介となって働く酵素も豊富に含まれています。果物をいただくということは、右のような栄養補給にとどまらず、食べ物に含まれる「生命の源＝酵素」を補給するという利点もあるのです（酵素については172ページを参照）。

ただ、いくら体に必要なものだと言っても、摂取の際にはいくつか注意点があります。

まず大事なのは、果物を食べるタイミングです。食後のデザートに果物を食べる人も多いかもしれませんが、それでは糖質（ごはん）を食べた後にまた糖質を摂ることになり、さすがに過剰摂取です。肥満の原因にもなるでしょう。

果物は、果物自身に含まれる酵素によって消化されるため、体内の消化酵素の力を借りずにすむという利点がありますが、すでにお腹にいろいろな食べ物が入った状態で果物を摂取しても、こうした果物の酵素を十分に活用することはできません。果物の健康効果は、空腹時にいただくことで得られるものなのです。

もう一つ注意したいのは、個々の果物に含まれる糖質の量、すなわち「糖度」の問題についてです。日本では果物の甘さばかりが追求されるきらいがあり、品種改良や栽培法などで甘みの強いものが作られる傾向にありますが、果物で最も大事なのは生であることと、豊富な栄養素が含まれているということです。

実際、果物には甘みばかりでなく酸味や苦みなどの味わいもあり、それが栄養にもつながっています。糖質の量＝甘みばかりにとらわれず、かんきつ類のようなすっぱい果物も意識して摂るようにしてください。様々な果物を口にすることで多様な栄養素が補給でき、甘いもの中毒からも抜け出しやすくなるでしょう。

こうした原則を守ったうえで私がおすすめしたいのが、良い水と新鮮な果物を中心にした朝のファスティング（断食）です。

できれば朝の目覚めとともに良い水をコップ一杯ほど飲んだ後、会社や学校に出かける前の時間帯を利用して、季節の果物をしっかりと摂取してください。先ほども述べたように、果物には酵素が豊富なので体内の消化酵素を浪費せずに栄養補給ができ、日頃の食べすぎが防止できる利点があります。

もちろん、良質な糖質の補給にもつながりますから、適度に血糖が上がってやる気が出てきます。食パンやサンドイッチ、コーヒーといったそれまでの空腹を満たすだけの朝食を良い水と果物のファスティング・メニューに切り替えれば、お腹（腸）の調子も格段に良くなり、一日を元気に過ごせるようになるでしょう。

こうして朝の時間帯に果物でしっかり糖質を摂取しておくと、日中に甘いものが無性に食べたくなることも減っていきます。朝の果物だけではどうしてもお腹が空くという人は、この章で述べてきたように、腹持ちのいいバナナやドライフルーツなどを携帯し、適宜いただくようにするといいでしょう。

朝のファスティングのタイムテーブルについては１７８ページに掲載しています。こちらを参考にしてぜひ実行してみてください。

「甘すぎる果物」には要注意！果物の糖度を把握しよう

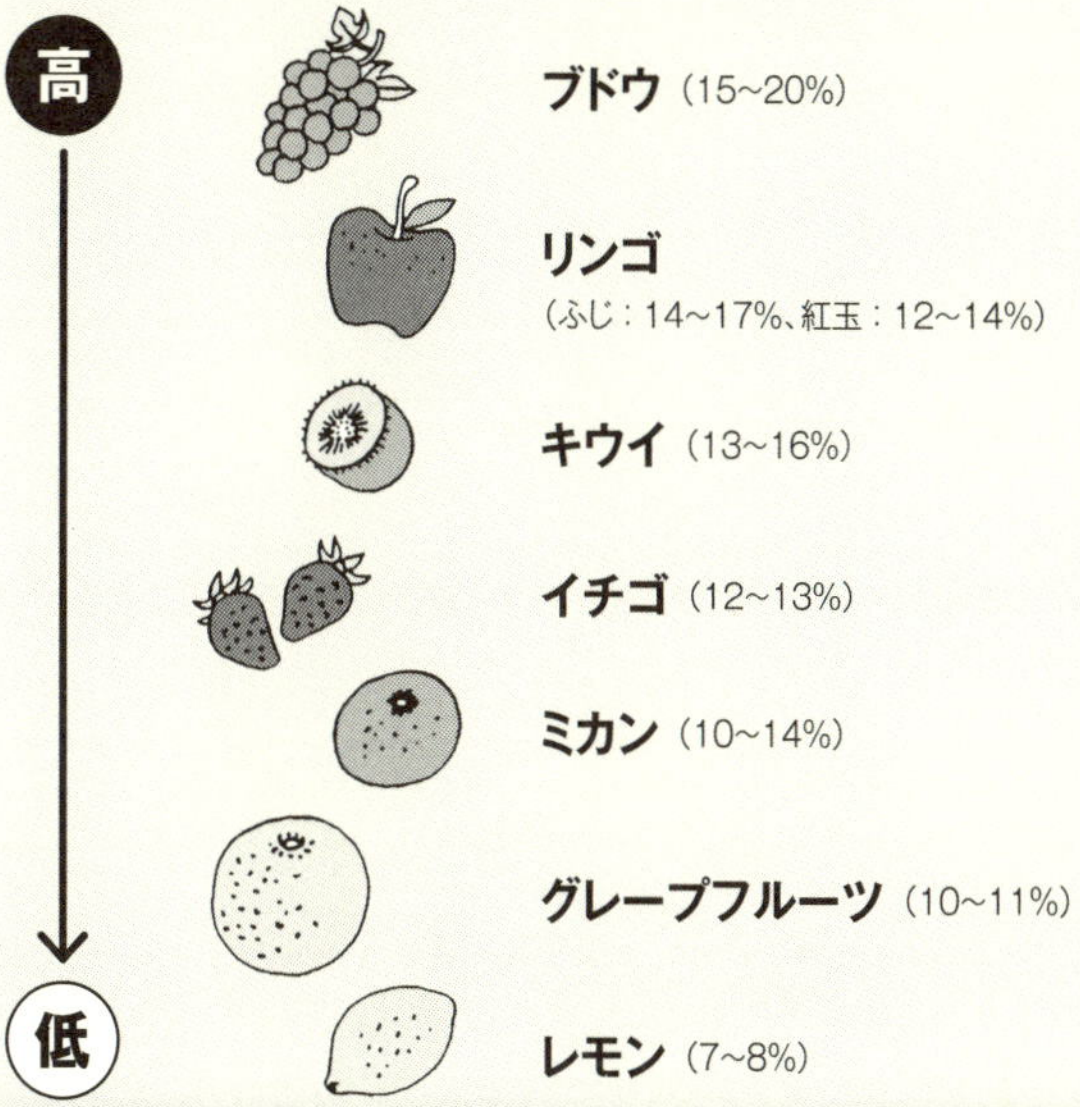

※糖度は産地や栽培方法などによって異なることもあります。

新谷先生のコメント

ここに挙げた糖度はあくまで目安ですが、一口に果物と言っても甘さにかなりばらつきがあることがわかるはずです。糖度の高いものばかりを求めず、甘み・酸味・苦みなど果物本来の様々な味わいを楽しむようにしてください。糖度の高めのものと低めのものを取り混ぜていただくのがベストでしょう。

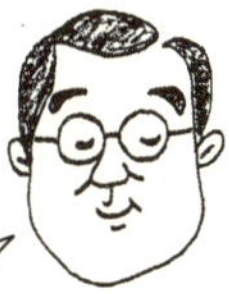

step
7

腸を元気にすると「甘いもの依存」から抜け出せる

摂り方一つでプラスにもマイナスにもなる糖質ですが、「精製した糖質を過剰に摂る」という点に問題があることは理解できたはずです。

これまで述べてきたように、糖質そのものは自然の食べ物に含まれる栄養素の一つですから体に何ら悪い作用をするわけではありません。ただそれを人間が食べやすく加工したことで、この章で取り上げたような問題が生じてきたのです。

精製した糖質の代表である砂糖（白砂糖）を日常的に摂取していると次第に依存症になってくることもすでに述べましたが、この依存症＝甘いもの中毒の恐ろしいところは、心理的に欲求が増幅されてしまうという点です。

要するに、たくさん食べて満腹なのに甘いものが欲しくなる。よく「甘いものは別腹」と言って食後にデザートを口にする人がいますが、これは脳が「もっと欲しい！」と要求するからです。体は満腹状態で「もういらない」と言っているのに、脳だけが「欲しい、欲しい」と言っているわけです。

こうした脳の欲求はできるかぎり退けて、「体の声」に従ったほうが健康にいいことは言うまでもありません。そのために何をすればいいでしょう？　意外に思われるかもしれませんが、ここで注目されるのが腸の働きなのです。

胃腸内視鏡のドクターとして四〇年以上にわたり、延べ三五万人もの腸相（腸の健康状態）を観察してきた私の経験から言うと、精製糖質を過剰摂取している人は腸相も非常に悪化している傾向にあります。

具体的に言えば、精製した白砂糖や小麦粉を使った菓子類、ケーキ、パンなどを日常的に食べている人は腸の右側（腸の上部）が厚く硬く、炎症を起こしている傾向にあります。これに対して、肉類などの動物性食品を多く摂っている人は腸の左側（腸の下部）が同じようなトラブルに見舞われるケースが少なくありません。

ですから、①精製した糖質の摂取をなるべく控える、②肉類の過剰摂取をやめ、その分、野菜や果物の摂取量を増やす、この二点を毎日の食事で心がけるようになると徐々に腸相が改善されていき、お腹の調子が安定してきます。便秘症だった人はお通じがとてもスムーズになり、サラリーマンを中心に最近増えているストレス性の下痢（過敏性腸症候群＝ＩＢＳ）にもあまり悩まされなくなります。

不思議に思えるかもしれませんが、こうして腸の働きが元気になっていくと甘いものに対する過剰な欲求が減ってくるのです。

「不思議に……」と書きましたが、腸の働きが安定するとメンタルが安定してくるということは誰もが体感していることのはずです。イライラや不安、怒りは脳が作り出しているようなイメージがあるかもしれませんが、実際にはお腹の調子が悪い時に私たちは感情が不安定になっているはずです。そして、こうしたお腹の調子は心理的なものばかりでなく、食べ物の影響を大きく受けています。腸相にプラスになる食事を摂ることが、結果的にメンタルにも好影響を与えることになるのです。

この章でお伝えしてきた私のアドバイスは、砂糖（精製した糖質）の過剰摂取を抑えるためのさしあたっての対処法と言えますが、前項で述べた朝のファスティングなどを取り入れながら毎日の食事の内容そのものを改善していってください。

お腹の調子が安定してくるにつれてイライラや心の落ち込みが減っていき、脳の欲求が増幅することもなくなっていくでしょう。

脳の「甘いもの欲求」が
腸のデトックスで消える!?

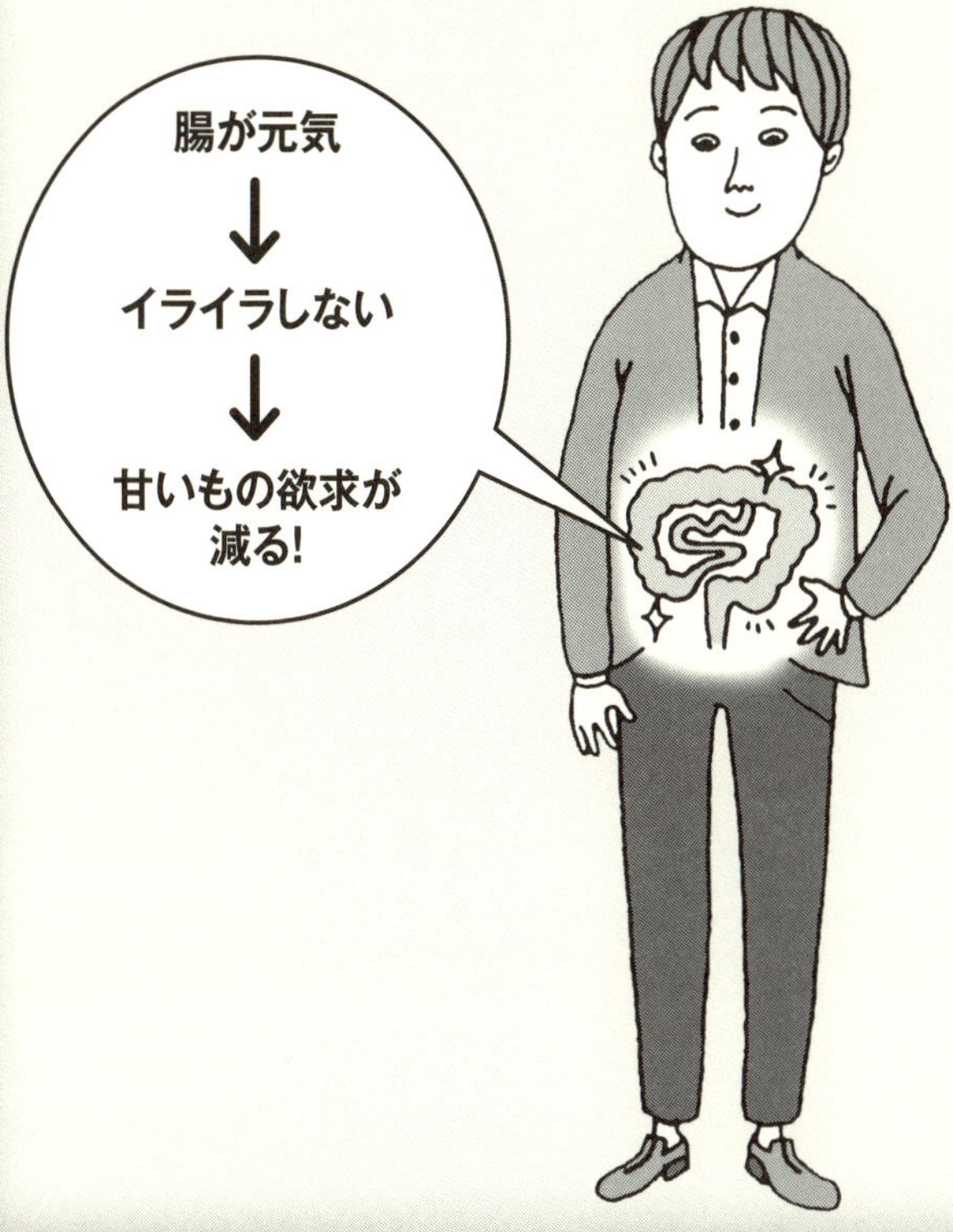
腸が元気
↓
イライラしない
↓
甘いもの欲求が
減る!

お通じの調子が良く、お腹の状態がいつもスッキリしていると、イライラや不安が減り、脳の「甘いもの欲求」が不思議と減っていきます。

step 8

糖は「ごはん」から摂るのが鉄則

この章の最後に、砂糖の問題とからめながら、日本人の主食である「ごはん」について考えてみることにしましょう。

コメを炊いて作るごはんも大事なエネルギー源であり、ごはんをよく噛んでいただくと甘みを感じるように、砂糖と同じ糖の仲間であることに変わりはありません。

ただ、生命活動を成り立たせるための「糧」として考えた場合、砂糖よりもコメのほうがはるかに重要な存在であったことは理解できるはずでしょう。

なぜなら、精製した白砂糖はすぐに体内に吸収されエネルギーに切り替わるため、燃料をつねに放り込み続けなければなりません。少し疲れた時に口にすれば気付け薬のような形で元気になれますが、他の栄養も摂らずに糖ばかり摂り続けていけば血糖が上昇して、やがて体の代謝機能が壊れてしまいます。

これまで繰り返してきたように、体に余計な負担をかけずにエネルギー補給するには、糖をゆっくりと体に吸収させていくことが必要なのです。菓子パンやお菓子だけの食事が体に良くないのも、吸収スピードの高い二つの精製糖質（＝白砂糖と小麦）を原料にしているからだということがわかるはずです。

白砂糖も小麦粉も、精製してビタミンやミネラル、食物繊維などを取り除き、しかも粉の状態に加工してしまっていますね？　これに対してコメは、精製して白米にした場合でも粒の状態のままです。粉になってしまった白砂糖や小麦粉よりも粒のままの白米のほうが、吸収スピードがゆるやかであることは言うまでもありません。

同じ糖＝エネルギーを補給する場合でも、パンよりもごはんのほうが体にはずっとやさしいのです。ごはんを食べることの意味は単に日本人の習慣だからではなく、そのほうが理にかなったことだからなのです。

このように考えていけば、白米よりも玄米のほうがおすすめできる理由も見えてくるはずです。そう。精製していない分、吸収スピードがさらにゆるやかなのです。食物繊維が含まれているため腸で長く滞留し、ゆっくりとエネルギーに転化されていきます。そのため腹持ちがとても良く、エネルギー代謝に必要な微量栄養素が多く含まれるため、あまりたくさんいただかなくても満足感があります。

エネルギー源である糖質は、「ごはん」（できれば白米ではなく玄米）から摂ることが鉄則であることが見えてきたでしょうか？

ごはんをしっかり食べ、必要な栄養補給ができている人は、白砂糖のような強烈な甘みよりも、果物やイモ類などに含まれる穏やかで自然な甘みを美味しいと感じるようになります。白砂糖の入った菓子類をいただく時もあまりガツガツせず、適量を楽しんでいただけるようになっていくはずです。

いきなりこうしたお腹（腸）の状態になることは難しいかもしれませんが、「日々の体調管理をしっかり行って自分の能力をもっと引き出せるようにしたい」「慢性疲労や不眠、頭痛、肩こり、便秘などの体の不調から解放され、快適な生活を送りたい」「将来の病気の不安を取り除きたい」といった思いがあるならば、糖質の摂り方を工夫しながら徐々に「ごはん中心」の食生活に切り替えていってください。興味のある人は、第5章で解説している私の食事健康法も参考にするといいでしょう。

砂糖の摂り方を変えていくだけでも体調は大きく変わっていきますが、主食である「ごはん」に関心を持てばその効果はさらに高まるはずです。

「粉」よりも「粒」をたくさん摂ろう！

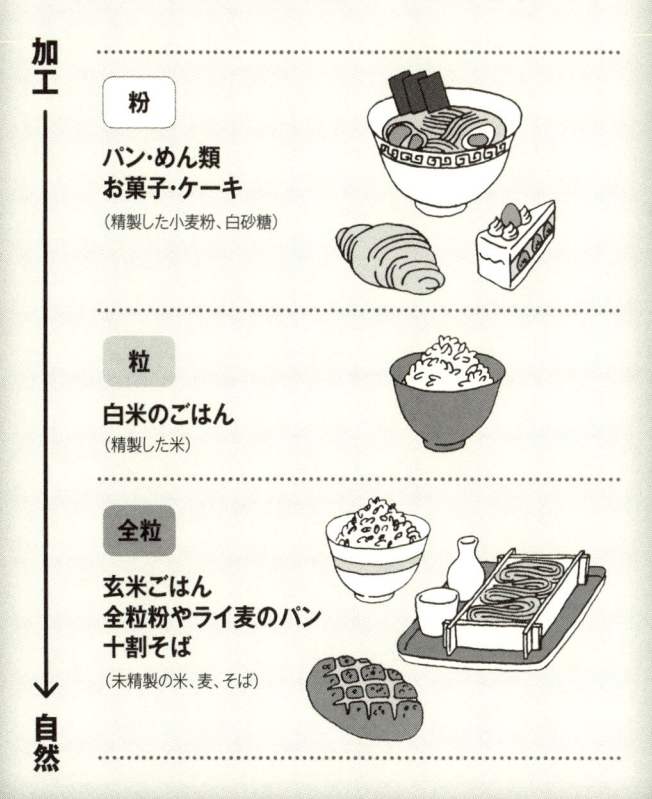

加工 ↓ 自然

粉

パン・めん類
お菓子・ケーキ
（精製した小麦粉、白砂糖）

粒

白米のごはん
（精製した米）

全粒

玄米ごはん
全粒粉やライ麦のパン
十割そば
（未精製の米、麦、そば）

「糖」を粉ではなく粒の状態でいただくことが健康を維持・向上させる一番の秘訣。お菓子→白いパン・めん類→白米のごはん→玄米ごはん……と、粒を食べる頻度を徐々に増やしていくと体調管理がしやすくなります。

Check List

第3章のチェックリスト
まずここから始めよう!

- [ ] **1 甘いものを毎日どれくらい食べているかをチェックする**
（甘いものを摂らないとイライラするかなど、依存性もチェック）

- [ ] **2 甘いものが欲しくなったらまず体を動かす**
（甘いもの依存が強い人は特に意識すること）

- [ ] **3 まず飲み物から「糖」を減らしてみる**
（第1章を参考に良い水をたっぷり補給する）

- [ ] **4 調理の際に白砂糖を使うのをなるべく控える**
（みりんや料理酒を活用しよう）

- [ ] **5 血糖値を急激に上げない「体にやさしい甘味料」を活用する**

- [ ] **6 果物を摂るときは糖度の高いものばかりを選ばない**

- [ ] **7 朝のファスティング（176ページ参照）などで腸の働きを元気にする**
（甘いもの依存から抜け出す意外な対処法です）

- [ ] **8 「糖はごはんから摂る」ことを心がける**
（粉よりも粒、粒よりも全粒の穀類を多く摂るようにする）

水と塩で健康のベースが作れてきたら、並行して砂糖の摂り方にも目を向けてください。甘いもの依存の傾向が強い人は、まずここから実行するのもいいでしょう。

第4章

油は
アンチエイジングの
意外な決め手

prologue
プロローグ

お腹にたまるばかりが「脂肪」ではない！

ここまで「水」「塩」「砂糖」の摂り方について述べてきましたが、「理想の健康」を実現させていくためには、もう一つ重視してほしい食材があります。それが、この章で取り上げる「油」です。

正確には、常温でサラサラした液体の状態を保っているものを油と言い、常温で固まってしまう脂と分けて用いられます。前者の代表が植物油で、後者の代表がバターやラードだと言えばイメージできるでしょう。

一見すると、「油」は植物性で「脂」は動物性と考えればいいように思われるかもしれませんが、同じ動物性でも魚に含まれる「あぶら」は常温で固まらないため「油」に分類できます。

また、「油」は「脂」よりもヘルシーなイメージがあるかもしれませんが、そうとも言えません。「油」の中にはたくさん摂ったほうがいいものと摂りすぎてはいけないものがハッキリ分けられているからです。

本書では体内に吸収され脂肪の材料になるものを「油」と総称し、個々に解説が必要な場合に「油」と「脂」を使い分けていきたいと思いますが、これだけでも少々こんがらがってきませんか？

こんがらがったついでに話を続けると、「摂りすぎた油はお腹に蓄積され肥満の原因になる」「コレステロールがたまる」といった多くの人が油に抱いているマイナスイメージも必ずしも的確とは言えません。詳しくはこの章でじっくり解説していきますが、油＝脂肪には「お腹にたまる」という以前にもっと大事な役割があるからです。

いずれにせよ、油＝脂肪は私たちの体に欠かせない栄養素の一つ。水や塩、砂糖と同様、体の仕組みを理解して賢く摂るようにすれば、細胞を若返らせ、病気知らずの体質を作ることも可能なのです。

油の種類や質を見分ける目を養い、日頃の食生活に取り入れていくことで健康状態をさらにアップさせていきましょう。

step 1

植物油＝ヘルシーとは限らない

油にはサラサラした植物油や魚の「油」と、常温で固まったままの動物の「脂」に大きく分けられるとお話ししました。専門用語で言うと、前者は「不飽和脂肪酸」、後者は「飽和脂肪酸」と呼ばれています。

食べ物に含まれる油（脂質）は摂取すると脂肪酸に分解されますが、食べ物によって二つの種類に分けられるということです。その違いは、135ページにあるように脂肪酸を構成している炭素の結合によるものです。

「油」のほうは、結合の仕方が不規則でところどころにすき間が見られます。このすき間がサラサラの原因です。これに対して、「脂」は炭素が規則正しく結合されているためすき間がありません。そのため固まってしまうのです。

ただ、サラサラと表現すると「体にいい」と感じてしまうかもしれませんが、植物油がヘルシーであるとは必ずしも言えません。

確かに植物油＝不飽和脂肪酸の中には、体内で合成できない油が多く含まれています。これは「必須脂肪酸」と呼ばれ、食事で摂取しなければならない油です。毎日しっかり摂取するように心がければ健康レベルは格段に高まりますが、ただ注意したいのは、この不飽和脂肪酸のなかにも「たくさん摂ったほうがいい油」と「あまり摂りすぎないほうがいい油」があるということです。

必須脂肪酸なのに摂りすぎないほうがいい油がある？　……不思議に思われた方もいるかもしれませんが、体が必要とする油でも摂りすぎれば害になるということです。また、その一方でたくさん摂ったほうがいい油があるということは、体が必要としているのに不足してしまっている油もあることを意味します。

こうした油の種類の違いをわかりやすく整理してみましょう。不飽和脂肪酸は、炭素結合の部位によってオメガ3系、オメガ6系、オメガ9系という三種類に分けることができます。このうち体内で合成できない必須脂肪酸はオメガ3系とオメガ6系です。こうした説明だけではピンと来ないでしょうから、次のように理解してください。

たくさん摂ったほうがいい油……オメガ3系脂肪酸
あまり摂りすぎないほうがいい油……オメガ6系脂肪酸

オメガ3系は亜麻仁《あまに》油、シソ油、エゴマ油など、オメガ6系は菜種油、ごま油、大豆油、ひまわり油、コーン油……。両者を比較すれば、同じ油でも後者のオメガ6系の油を圧倒的に多く摂っていることがわかるでしょう。要するに、私たちの多くは体に良くない油の摂り方をしているのです。「バター（動物脂）を減らして植物油を増やせばいい」などと単純に言えないことがわかるでしょう。

また、こうした植物油とは別に、マーガリンのような「常温で固まったままの植物油」を使っている人も多いかと思います。本来ならばサラサラなはずの油が動物の脂のように固まっているわけです。普通に考えても不自然な感じがするでしょう？

じつはこうした油は、前述の炭素のすき間に水素を添加させて固形化させているのです。この人工的な油は「トランス脂肪酸」と呼ばれ、私たちの体に様々な負担をかける問題の多い油であることがわかっています。トランス脂肪酸を含め摂取した油が体にどう作用するのか、これから詳しく見ていきましょう。

ちょっと複雑
「油」にはいろいろな種類がある

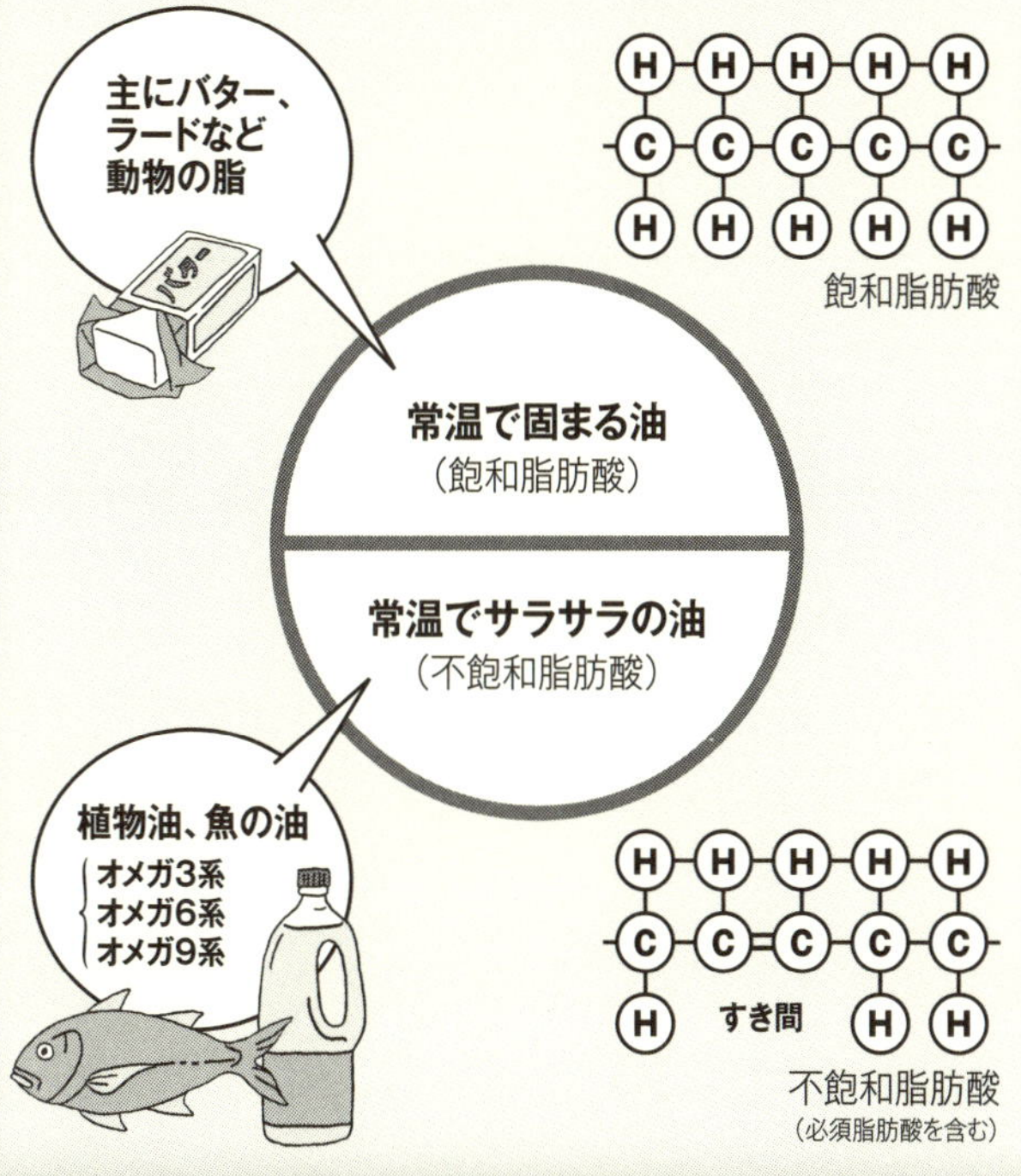

動物の脂は炭素（C）と水素（H）がしっかり結合した飽和脂肪酸。これに対して植物油や魚の油は、炭素の一部が二重結合していてすき間がある不飽和脂肪酸。食事から摂らなければならないのは体内で合成できない不飽和脂肪酸（必須脂肪酸）ですが、このなかにも「摂りすぎないほうがいい油」と「たくさん摂りたい油」があります。

step 2

油の摂り方を変えると細胞が若返る

一口に植物油と言っても様々な種類があり、しかも、そのなかには「たくさん摂ったほうがいい油」と「あまり摂りすぎないほうがいい油」という、大きく分けて二種類の油が存在することがわかってきたと思います。

ただ注意したいのは、どちらも体にとって必要な油＝必須脂肪酸であることに変わりはないということです。ここでも摂取のバランスが大事になってくるわけですが、では、こうした必須脂肪酸は体内でどう活用されているのでしょうか？

ここで真っ先に考えなくてはならないのは、油が全身の細胞を覆っている膜＝細胞膜の材料になっているという点です。

ご存じのように、私たちの体は四〇〜六〇兆もの無数の細胞によって成り立っています。食事から摂取した栄養素は、腸で吸収されると血液中の赤血球によって全身の細胞に運ばれエネルギーや体の材料に変換されていきます。その一方で、細胞内にたまった老廃物はリンパ液に吸収され、最終的に体外に排出されます。

お気づきかもしれませんが、この栄養と老廃物の出し入れを担当しているのが細胞膜なのです。出し入れがスムーズにいかなければ、細胞に栄養や酸素を十分に送ることができず、内部にたまったゴミを出すこともできません。そう。細胞が機能低下し、エネルギー代謝にも支障が出てきてしまうわけです。

前項で「現代人はオメガ6系の油を摂りすぎ、オメガ3系の油は不足してしまっている」と述べました。どちらも細胞膜の組成に必要な油であるという点は変わりませんが、その摂取の割合がアンバランスになってしまったら、細胞膜↓細胞そのものが活力を失ってしまうことがわかるはずです。私たちの体は細胞によって成り立っているわけですから、それは日々の健康状態にも直結してきます。

これに加えて問題になるのが、先ほど述べたトランス脂肪酸です。水素添加によって作られたトランス脂肪酸は自然界に存在しない油ですから、他の脂肪酸に混じって細胞膜の原料に組み込まれると不調和を起こし、細胞の機能低下がさらに進みます。

トランス脂肪酸はマーガリンだけでなく、お菓子やパンの原料に使われるショートニングにも多く含まれます。また、植物油を高温加熱することによっても発生しやすいようです。先ほどのオメガ6系脂肪酸の摂りすぎと重ね合わせると、私たちが日頃いかに体に負担のかかる油の摂り方をしているか理解できるのではないでしょうか?

わかりやすく言えば、こうした油を摂りすぎることで細胞が老化してしまうということです。もちろん、それは肌の老化にも脳の老化にもつながります。歳を重ねても元気で若々しくありたい人は、油の摂取の仕方に意識を向けるべきなのです。

できればこの章の私のアドバイスを参考にして、まずはオメガ6系の植物油の摂取を減らすことを心がけてください。家庭で使っている植物油はオメガ6系であることが多いはずですから、具体的には「揚げ物や炒め物を減らして、煮物や蒸し物を増やす」ことが一つのポイントになるでしょう。

パンにはエクストラバージンのオリーブ油やオメガ3系の植物油をつけていただくようにしてください。

なお、オメガ3系の植物油(亜麻仁油、シソ油、エゴマ油)は、熱に弱い性質があるので生で摂取することがおすすめです。なかなか摂取する機会が少ない油なので、上手な摂取法についても後ほどお伝えしたいと思います。

アンチエイジングの重要ポイント
油は細胞膜の材料になる

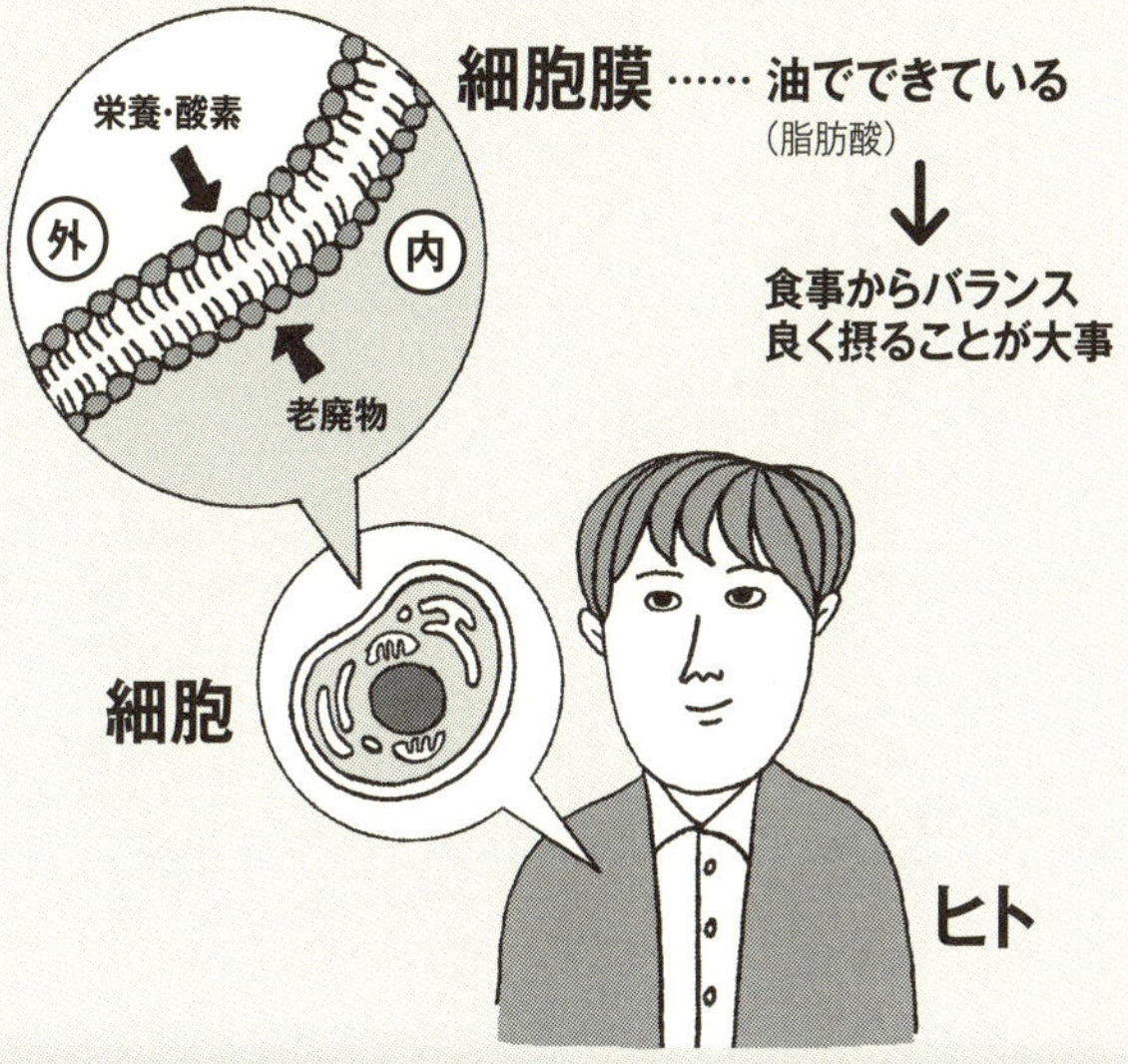

新谷先生のコメント

40～60兆ある細胞はすべて細胞膜で覆われ、この膜の中を栄養素や酸素、そして老廃物が出入りしています。この細胞膜を構成している油=脂肪酸の組み合わせが悪ければ、細胞の働きは低下し、若さを失ってしまいます。体に必要な油をバランス良く摂ることが、アンチエイジング（若返り）のポイントでもあるのです。

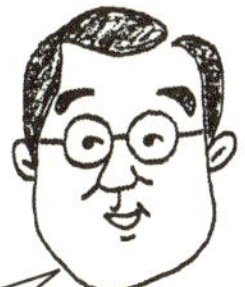

step 3

「動物性脂肪」をわざわざ摂る必要はない

では、動物性の脂（飽和脂肪酸）についてはどう考えればいいでしょうか？

動物の脂は常温で固まる性質があると述べましたが、これは摂取した後も変わりません。人間の体温は動物よりも低いため、動物の脂が多く吸収されると血液がネバネバと固まり、血流が悪くなってしまう恐れがあります。

細胞に栄養や酸素を運搬しにくくなってしまうほか、活動エネルギーに転換できなかった脂は中性脂肪となって体内に蓄積され肥満の原因になります。また、血液の粘度が増すことで動脈硬化のリスクも高まるでしょう。その延長上にあるのが、ガンとともに日本人の三大死因に挙げられる脳梗塞や心筋梗塞です。

こうした点をふまえても「動物の脂は摂らないほうがいい」ということになりますが、気をつけてほしいのは一〇〇%有害なものではないということ。

不飽和脂肪酸と同様、細胞膜の材料になるほか、肥満の原因になる中性脂肪にしても飢餓に備えたエネルギー貯蔵庫としての役割があります。

また、動物の脂の一部は体内でコレステロールに変換されますが、このコレステロールも体に悪さをする物質というわけではありません。これも細胞膜の材料の一つであり、ほかにも様々なホルモンの材料になるなど多様な働きがあります。悪さをするどころか、体にとっては必要不可欠な物質なのです。

動物の脂に必要以上に悪いレッテルを貼る必要がないことは見えてきたと思いますが、だからと言ってたくさん摂っていいわけではありません。いや、やはり「なるべく摂らないほうがいい」と言ったほうがいいでしょう。

なぜなら、オメガ3系や6系のような必須脂肪酸と違って、飽和脂肪酸は体内でも合成できる油の仲間だからです。体に必要なコレステロールにしても、体内のタンパク質・糖質・脂質を原料に肝臓が自然に合成してくれます。

こうした体内で合成できる油（脂）をわざわざ食事から摂っていたらどうなるか？言うまでもありません、ここまで述べたように、血液がネバネバになりやすくなり、余った脂は中性脂肪としてどんどん貯蔵されていきます。中性脂肪は体内で皮下脂肪や内臓脂肪に変化しますが、特に恐ろしいのは内臓脂肪でしょう。

内臓脂肪は「お腹のまわりに付着した脂肪」と考えて構いませんが、あまり増えすぎると多数のホルモンが分泌され、動脈硬化がうながされやすくなります。そう。メタボリックシンドロームのリスクが高まってしまうのです。

もちろん、植物油の摂り方がアンバランスで、動物脂ばかりを過剰に摂っているような食事を続けていれば、細胞膜の組成にも悪影響が出てきます。飽和脂肪酸の割合が増えることで細胞膜が固くなり、栄養や老廃物の出し入れがしにくくなるからです。

私自身は、こうした動物の脂のリスクを避けるため、肉類など動物性食品の摂取を極力控えるようにしています。詳しくは168ページで紹介していますが、一日に動物性食品を口にする割合は一五％程度です。しかも、そのなかには魚も含めていますから肉類や牛乳・乳製品を摂取する量はほとんどないかもしれません。

肉を食べれば元気になると言うより、肉の食べすぎで病気が増えたというのが、長年臨床を続けてきた私の実感です。私の食事法をいきなり真似るのは難しいと思いますので、まずは野菜の量を増やすことを心がけ、相対的に動物の脂を減らす努力をしたらいいでしょう。それだけでも体の負担はぐっと減少するはずです。

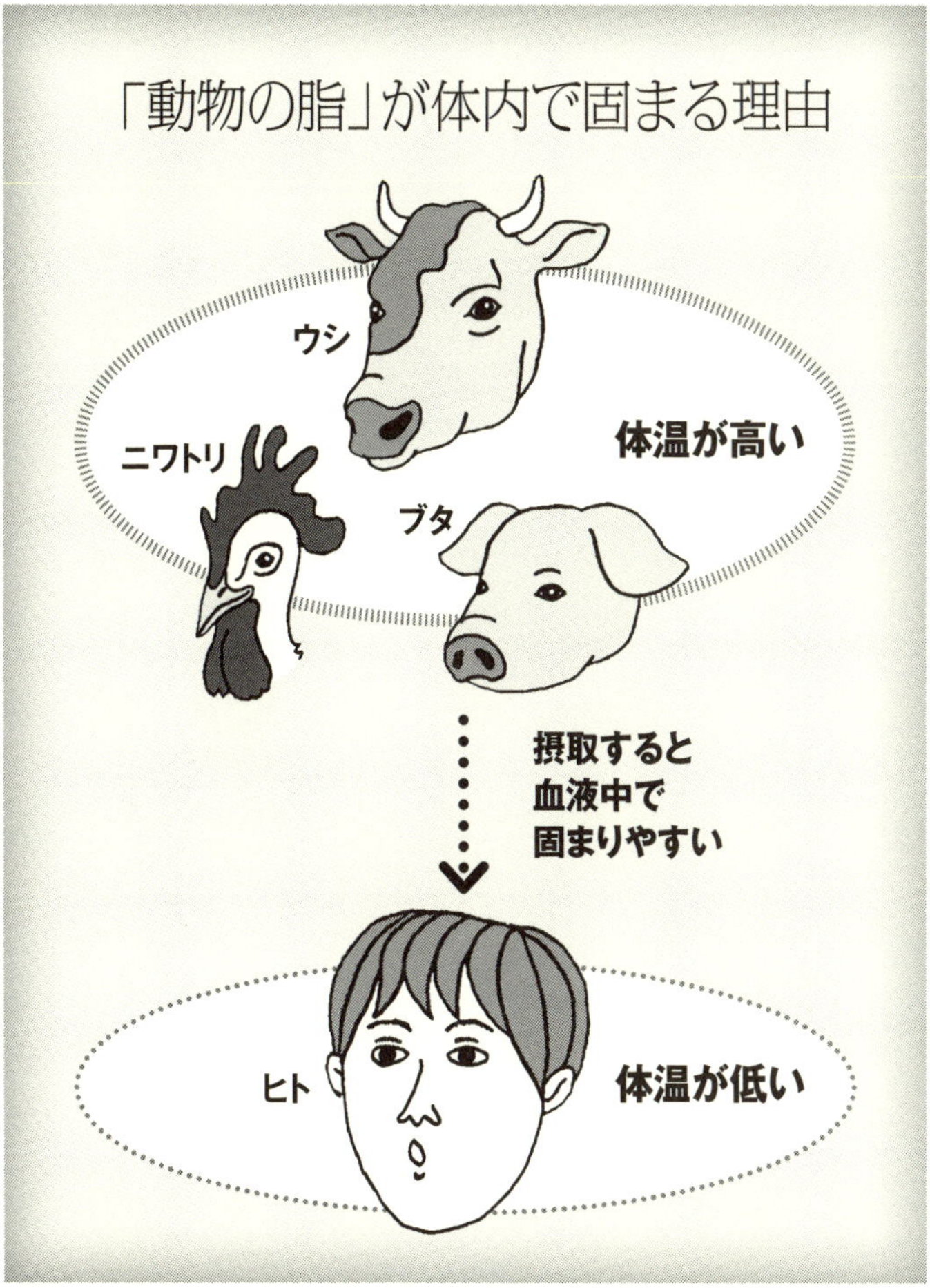
「動物の脂」が体内で固まる理由
ウシ
ニワトリ
ブタ
体温が高い
摂取すると
血液中で
固まりやすい
ヒト
体温が低い

人間より体温の高い動物の脂を摂ると、ヒトの体内では固まりやすくなります。体内でも合成できる油なのでわざわざ摂る必要はありません。

step 4

大事なのは植物油の摂取のバランス

あえて摂取する必要のない動物の脂に対して、植物油の中には体内で合成できない必須脂肪酸が数多く存在しているとお伝えしてきました。

この必須脂肪酸はオメガ3系とオメガ6系に分けられること、現代人は後者のオメガ6系（菜種油、ごま油、大豆油、コーン油、サラダ油など）の過剰摂取の傾向にあるということも解説しましたが、同じ植物油であるにもかかわらず、なぜオメガ6系の油ばかりが摂取されてきたのでしょうか？

じつはこの理由はハッキリしています。オメガ6系脂肪酸はリノール酸と呼ばれていますが、このリノール酸が「体にいい」とずっと言われてきたからです。

「リノール酸を摂取していると血液中のコレステロール値が減る」ということがさかんに喧伝されてきたため、多くの人がバターのような動物の脂を使うのを控え、植物油やマーガリンに切り替えるようになりました。

　134ページで述べたように、市場に出回っている油のほとんどはオメガ6系ですから、過剰摂取になってしまうのは当然です。それが近年の研究で、「長期的に見るとコレステロール値の減少は見られない」ことが明らかになってきたのです。

　コレステロールが減らないどころか、リノール酸の過剰摂取が続けばオメガ3系とのバランスが崩れ、細胞膜の組成に支障が生じてしまうことになります。

　たとえば、現代人にアレルギー性の疾患が急増したのも、リノール酸の過剰摂取が要因の一つと言われています。皮膚の細胞の代謝にもトラブルが生じやすくなるわけですから、これは十分に考えられることです。

　しかも、不飽和脂肪酸のバランスに関して言えば、もう一方のオメガ3系（亜麻仁油、シソ油、エゴマ油）は、不足しているどころか、現代でも知らないという人は多いでしょう。後述しますが、じつは日本人はオメガ3系の油を魚から多く摂ってきたため、わざわざ植物油から摂取する必要はありませんでした。

　それが、肉類の摂取が増えたことで魚を食べる機会が減り、その肉を食べる際もオメガ6系の油で炒めたり、揚げたりするようになったわけです。……一般的にも「揚げ物の食べすぎは体に良くない」と言われていますが、それは高カロリーだからということより、動物の脂（飽和脂肪酸）、オメガ3系植物油と、あまり体に入れたくない油ばかりを摂ってしまうことが問題になるからなのです。

オメガ3系と6系のバランスが取り沙汰されるようになって、日本では二〇〇五年に「オメガ3：オメガ6＝1：4」が理想の比率であるという指針が定められるようになりました（海外ではオメガ3系の割合がもっと増えますが……）。しかし、こうした比率で油が摂取できている人はあまりいないのが現状でしょう。

外食をするとオメガ6系の油を摂る機会がどうしても多くなりますから、まず全体的に油の摂取量を減らすことを心がけつつ、魚があまり食べられない時は、家庭でオメガ3系の油を摂るように心がけることです。

ただ、前述したように、熱にとても弱いので生で摂取するのがポイント。生野菜を食べる機会を増やし、市販のドレッシングの代わりにオメガ3系の油を使うようにしたらどうでしょうか？　次ページでそれぞれの油の特徴について紹介しているので、ぜひ参考にして体に必要な油をバランス良く摂取するようにしてください。

細胞の若返りに欠かせない！
「オメガ3系の植物油」を生で摂ろう

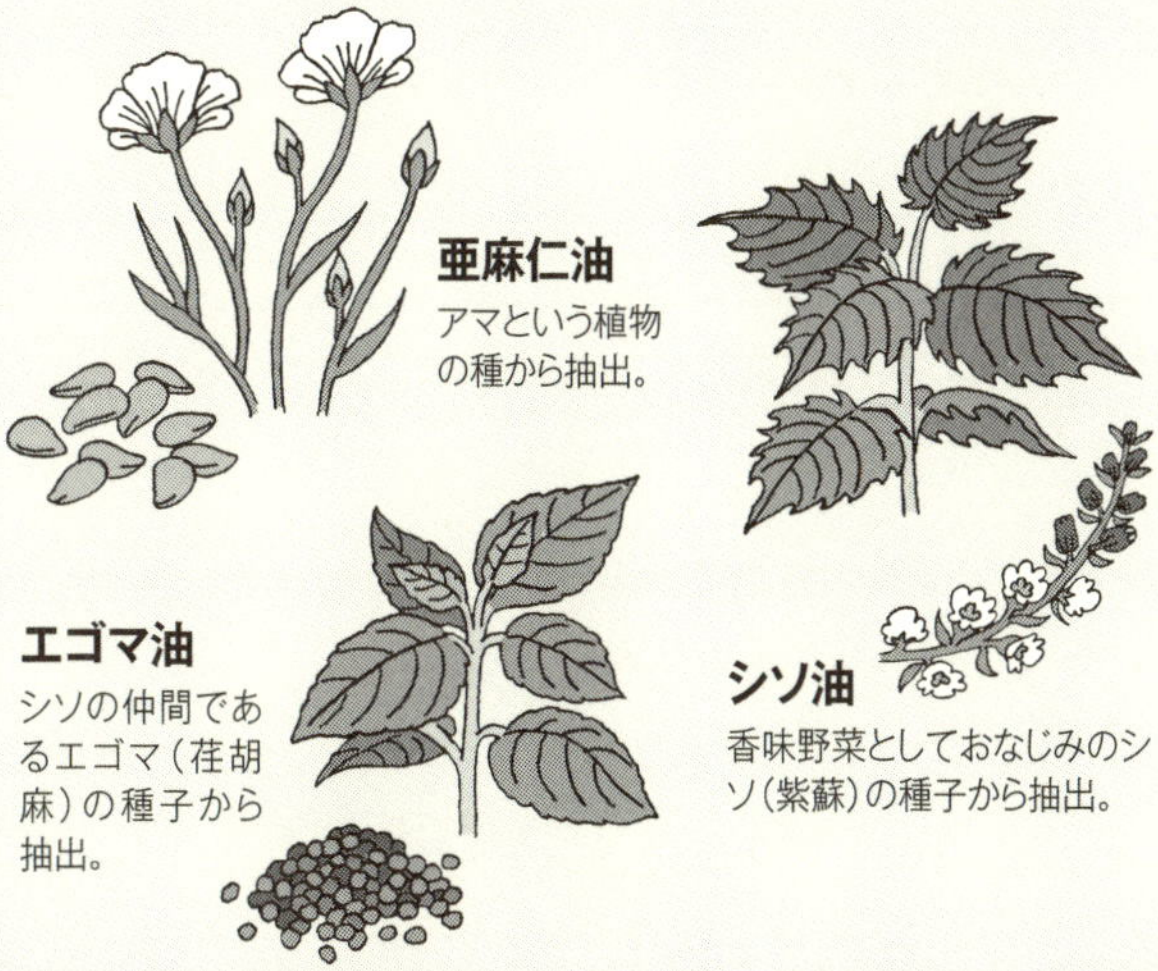
亜麻仁油
アマという植物の種から抽出。
エゴマ油
シソの仲間であるエゴマ（荏胡麻）の種子から抽出。
シソ油
香味野菜としておなじみのシソ（紫蘇）の種子から抽出。

新谷先生のコメント

オメガ3系の植物油はどれもあまりなじみがないかもしれませんが、最近ではスーパーなどでも扱われるようになってきました。注意点は酸化しやすいので遮光瓶に入ったタイプのものを選ぶこと。また、加熱調理には用いず、開封後は一カ月以内に使いきるようにしてください。料理をあまりしない人は、スプーン一杯なめるだけでも構いません。魚を食べる機会が少ない現代人にとって、オメガ3系油の貴重な補給源になります。

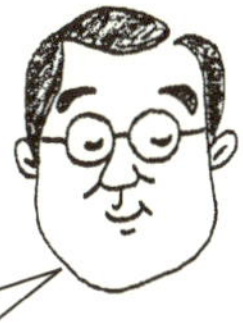

step 5

揚げ物を減らして魚を増やそう

混乱を避けるためあまり触れてきませんでしたが、同じ動物でも「魚の油」は「動物の脂」と働きが大きく異なります。

結論を先に言えば、「動物の脂はなるべく控え、その分、魚の油を積極的に摂るようにする」……これが細胞の若返りをうながし、健康的な生活を送るための基本の一つになります。いくつかの注意点はこれからお伝えしますが、まずは毎日の食事で魚を食べる機会を少しずつ増やしていってほしいのです。

これまで述べたように、魚には体内で合成できない不飽和脂肪酸、それもなかなか摂取ができないオメガ3系の脂肪酸が多く含まれています。

植物の油と異なるのはその油の種類です。オメガ3系の亜麻仁油やシソ油、エゴマ油にはα‐リノレン酸が多く含まれますが、魚の場合、DHA（ドコサヘキサエン酸）やEP

A（エイコサペンタエン酸）が多いことで知られます。

DHAとEPAは体内で協力し合いながら働いていますが、その作用にはそれぞれ特徴があります。まず注目されるのは、DHAの脳に対する活性作用でしょう。

DHAには脳内の神経伝達をスムーズにさせる働きがあると言われ、記憶力や集中力、学習効果が高まったり、精神的な安定感が増したり、様々な改善効果が得られることがわかっています。昔から「魚をたくさん食べている人は頭がいい」と言われてきましたが、あながち嘘とは言えないのです。また、EPAには血流をスムーズにする働きがあるため、動脈硬化に対する予防効果が期待されています。

DHAやEPAは、体内でα-リノレン酸からも合成されるため、オメガ3系の植物油をしっかり摂っていれば右のような活性作用は得ることができますが、魚をあまり食べない人は肉類の摂取が多くなりがちでしょう。

動物の脂が「体内で合成できる＝あまり摂る必要がない脂」であることを考えれば、魚の摂取量を増やすこともとても大事なことだとわかるはずです。オメガ3系脂肪酸の貴重な補給源として、もっと価値を見直すべきなのです。

もちろん、魚が体にいいと言ったところで、何を食べても構わないわけではありません。

私がおすすめしたいのは、イワシ、サンマ、サバなどの青魚です。含有量は少し落ちますが、アジやサケなどもいいでしょう。

これに対して、マグロのような大型魚は、海洋汚染の影響で有害な水銀が多く濃縮されていることがわかっています。日常的に食べる魚は青魚中心にし、マグロは寿司屋などで時々つまむくらいに控えたほうがいいと思います。

なお、魚を加熱しても表面の油が焦げて酸化するだけで、可食部分のＤＨＡやＥＰＡが変性したり、失われたりすることはほとんどありません。

酵素補給にもなるので生でいただくのが一番ですが（酵素については１７２ページを参照）、煮たり、焼いたりするのもいいでしょう。ただ、揚げ物やソテーにするのはオメガ３系脂肪酸の過剰摂取になるのでなるべく避けるようにすること。

魚を調理するのが面倒だという人は、外食の際に肉より魚を食べる機会を増やすというだけでも構いません。「魚には体に良い油が含まれている」ということをインプットし、毎日の食生活に役立ててください。

人間のカラダは「魚の油」を欲しがっている

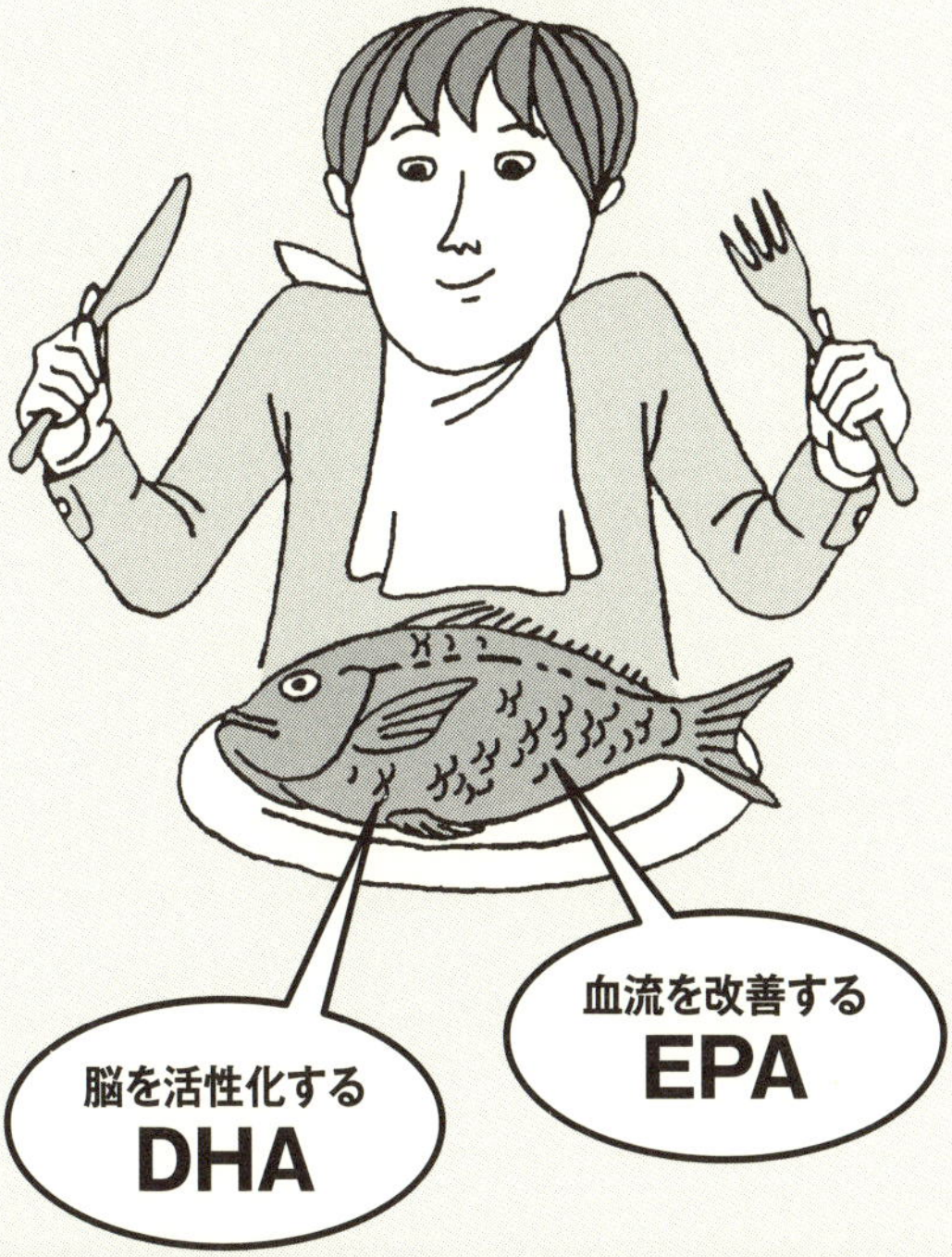

同じ動物でも牛・豚・鶏と違って、魚に含まれる油（DHA、EPAなどの必須脂肪酸）は体が必要としている油です。肉を食べる回数を少しずつ減らしつつ、イワシ、サンマ、サバなどの青魚を多めに摂る習慣を心がけましょう。

step 6

炒め物は少量のオリーブ油で調理

独身の人でも家庭で調理をする人は増えてきていますが、前にもふれたように、油についてはオメガ6系を使っているケースが多いでしょう。

私としては油を加熱調理に用いること自体をなるべく避けてほしいと考えていますが、時には炒め物などを作りたくなる時もあるかもしれません。そうした時に使用してほしいのが、エクストラバージンのオリーブ油です。

オリーブ油も植物油の一つですが、これまで解説してきたオメガ3系、6系とは種類が異なり、オメガ9系というカテゴリーに分類されるオレイン酸が多く含まれます。

ただ、オメガ9系＝オレイン酸はオメガ3系、6系と違って必須脂肪酸ではないので、食事で必ず摂らなければならないというものではありません。その意味では、どちらかというと動物の脂に近いポジションにあるのですが、一つの成分として見た場合、体にプラスになる働きがあることがわかっています。

その働きとは、血液中の善玉コレステロール（ＨＤＬ）を下げず、悪玉コレステロール（ＬＤＬ）のみを下げるというもの。

細胞膜の材料になるコレステロールは、肝臓で生成されると血液中でリポたんぱくという物質と結びついて全身の細胞に運ばれていきます。このうちのＬＤＬは肝臓から細胞に運搬されるコレステロールのことを言いますが、「悪玉」と呼ばれているのは多量に運ばれると血液中で酸化しやすくなるからです（ちなみに、細胞から肝臓へと余ったコレステロールを戻すのが善玉＝ＨＤＬの役割です）。

酸化したコレステロールは血管壁のあちこちに沈着して、放置しておくと動脈硬化を引き起こしやすくなります。オリーブ油に含まれるオレイン酸には、このＬＤＬの増加を抑える効果があると言われているのです。

これに加え、「熱に比較的強い＝酸化しにくい」という利点もあります。

オレイン酸は、１３５ページで挙げた「炭素結合のすき間」が少ないため、加熱をしてもすぐに変性してしまうことはありません。体内で生成できる成分ですから、もちろん使いすぎるのは良くありませんが、オリーブ油を使えば加熱による酸化の害を最小限に抑えることはできます。前ページのコレステロールの改善効果をふまえれば、条件つきながら「体にいい油」の一つに挙げることができるでしょう。

こうしたオリーブ油のメリットを上手に活用しているのがイタリア人です。

なぜなら、オリーブ油を日常的に使っていればここで挙げたようなメリットが得られるだけでなく、オメガ6系の植物油の過剰摂取も避けることができます。

もちろん、隣国のフランスのように動物の脂（バターなど）を使いすぎることにもなりません。これに加え、地中海の恵まれた海産物を多く摂ることができるので、良質な魚の油（DHA、EPA）を摂取することもできます。悪い油ばかりを摂っているいまの日本人にとって、見習う点がたくさんあると言えるでしょう。

なお、オリーブ油を購入する際は、精製していない「エクストラバージン」タイプを選ぶようにするということ。通常の植物油に比べると値段は高めですが、揚げ物を作ることを控えるようにすれば、油の使用量はグンと減ります。

繰り返しになりますが、いくら「体にいい油」でも加熱調理に用いるのは「ほどほど」にしてください。油を摂らなくても、野菜や果物のなかにもじつは良質の油がたくさん含まれています。この点は次の項で解説しましょう。

加熱調理する時は……
酸化しにくい「オリーブ油」を活用しよう

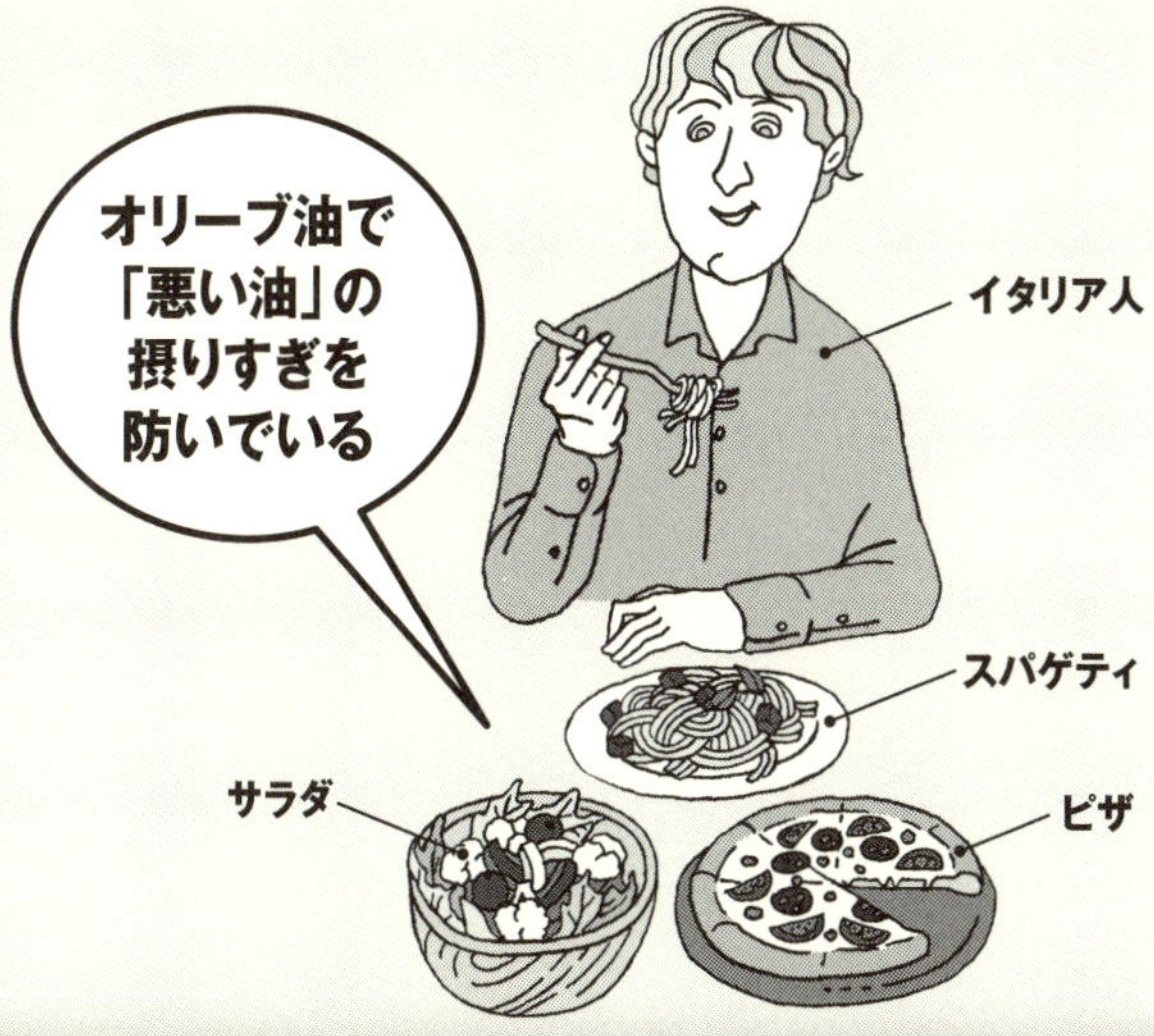
オリーブ油で
「悪い油」の
摂りすぎを
防いでいる
イタリア人
スパゲティ
サラダ
ピザ

新谷先生のコメント

イタリア人に健康的な人が多い理由の一つに、酸化の害が少ないオリーブ油を調理に用いていることが挙げられるでしょう。精製した小麦粉を使ったパスタやピザを摂る習慣は腸に負担をかけてしまいますが、海の幸を多く摂ることもでき、油の摂り方に関しては学ぶべきことも多いでしょう。炒め物もたまには食べたいという人は、エクストラバージン（一番搾り）のオリーブ油を少量用いるようにしてください。

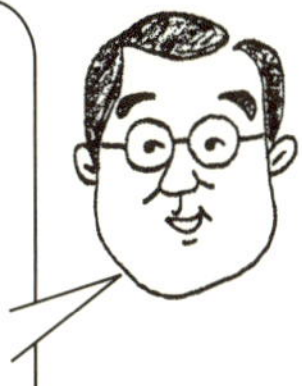

step 7

油は食べ物の中にも含まれている

ここまで解説を通じて、油には大きく分けて「体に必要な油」と「特に必要ではない油」の二種類が存在することが理解できたと思います。

分類そのものはなかなか複雑ですが、現代人の多くは、動物の脂やオメガ6系の植物油など「特に必要ではない油」ばかりを摂り、オメガ3系の植物油や魚の油など「体に必要な油」のほうがほとんど摂れていないのが現状です。

ただ、読者の皆さんのなかには、「体に必要ではない油」というのは言いすぎではないか、特にオメガ6系については「必須脂肪酸なのだから多少は摂ってもいいのではないか」と考えている人もいるかもしれません。

たしかに、体に必要な油＝必須脂肪酸はしっかり摂らなければいけません。しかし、オメガ6系の脂肪酸についてはじつは普段の食事をするだけで、しかも油を使って加熱調理しなくてもそれなりの量を補給することができます。

まず、大豆油、菜種油、ひまわり油、ごま油、コーン油……代表的なオメガ6系の植物油を挙げてみましたが、何かに気づきませんか？

植物油と呼ばれているように、どれも植物性の食品を原料にしていることがわかるはずです。そう。日頃から植物（野菜や果物）を多く摂っていれば、わざわざ油を摂らなくても体に必要な油＝脂質を補給することはできるものなのです。

こうした植物油の原料の中でも、特に摂取したいのは大豆でしょう。

水で戻してゆでるのが大変だという人でも、納豆ならば毎日いただけるはずです。大豆は良質のタンパク源として知られていますが、植物油のように酸化の害も心配しないで済むため、じつは体にいい油の補給源としても役立つのです。

また、主食であるコメにも糠の部分に多くの油が含まれています。それに加え、油の酸化を防いでくれるビタミンEも豊富です。

つまり、玄米のごはんを食べ、納豆や煮豆、豆腐の入った味噌汁を飲む。いきなり玄米ごはんは大変だという人は、胚芽米や白米にヒエ、アワ、キビ、アマランサスなどをブレンドした雑穀ごはんでも構いません。豆腐にすると少なくなってしまいますが、大豆を発酵させた味噌にも、もちろん良い油が含まれます。

これにイワシやサバなどの青魚、ごま和えなどが加われば、油が不足するということはありえないことがわかるでしょう。お気づきかもしれませんが、昔の日本人はこうした効率よく油が摂れる食事をごく当たり前に続けてきたのです。

そのすべてを取り入れるのは難しいかもしれませんが、液状に加工された油ばかりにこだわる必要がないことは理解できたのではないでしょうか？

これは私がすすめる「良い食事」の一つの原則になりますが、食べ物は絞ったり、粉にしたりしてあまり余計な手を加えず、より自然に近いホールフード（＝全体食）の状態でいただくことが体にもいいことなのです。

詳しくは最後の章で述べますが、新鮮な野菜や果物を生に近い状態でなるべく食べるようにすれば、油にかぎらず、体に必要な栄養素、そして酵素がよりスムーズに補給できます。こうした食の原点を忘れてしまい、自然からかけ離れた食事を続けるようになった結果、この章で取り上げたような油の問題も発生したのです。

ここでお伝えしたことを一つのヒントに、「体に必要な成分を摂るには食べ物全体に目を向けることが大事なのだ」と理解するようにしてください。

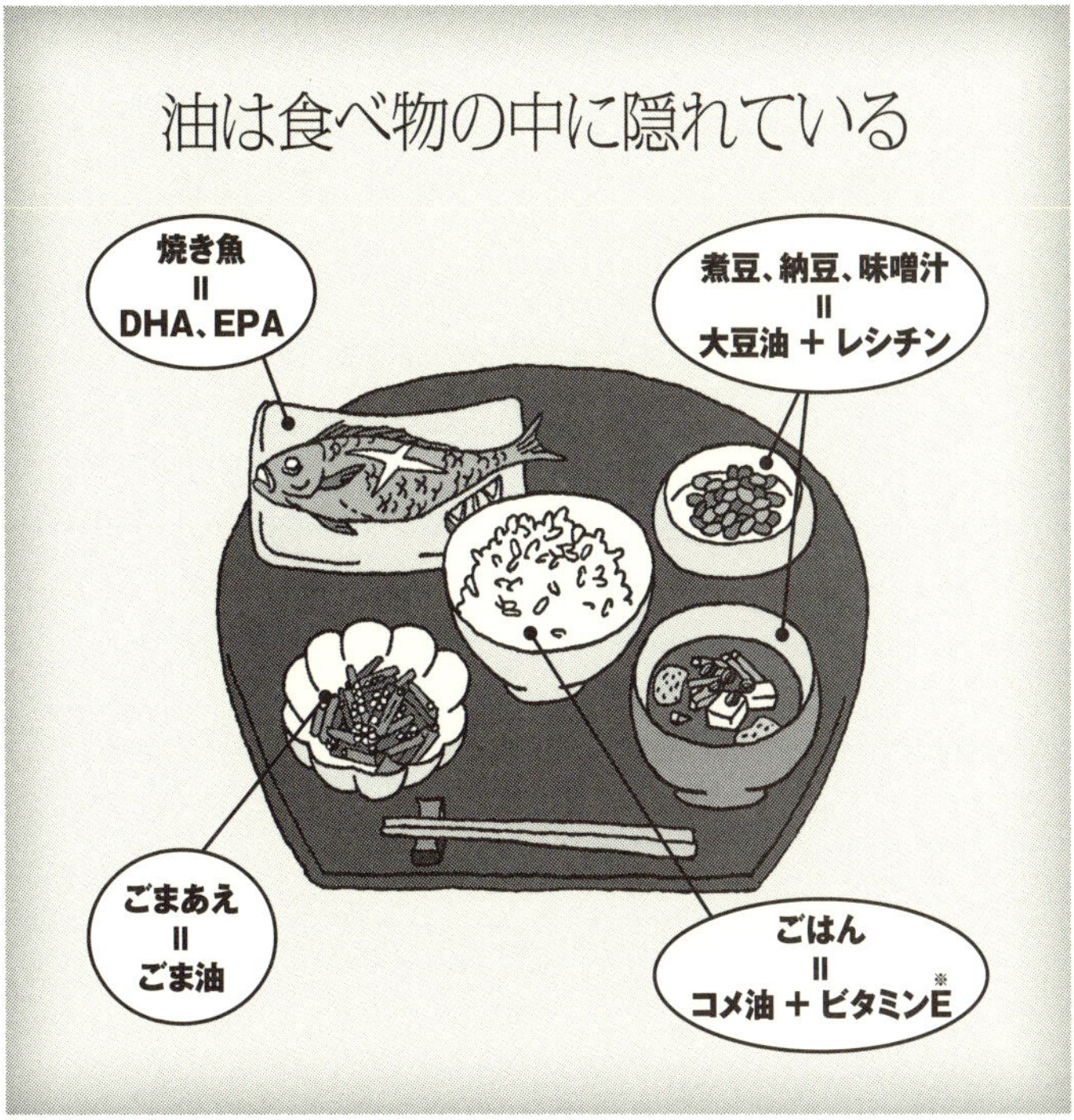
油は食べ物の中に隠れている
焼き魚
=
DHA、EPA
煮豆、納豆、味噌汁
=
大豆油 ＋ レシチン
ごまあえ
=
ごま油
ごはん
=
コメ油 ＋ ビタミンE※

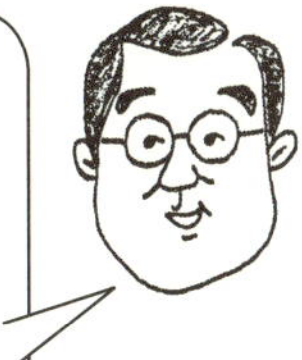

新谷先生のコメント

伝統的な日本の食事には、ご覧のようにたくさんの「油」が含まれていたことがわかります。戦後になるまでは揚げ物、炒め物はほとんどありませんでしたが、それでも良質の油をしっかり摂れていたのです。私がすすめる食事法を実践すれば、無理に油を摂らなくても食べ物に含まれる分だけでかなりの油を摂取できます。油の摂り方に関しては、こうした「目に見えない油」も意識しながら考えるといいでしょう。

※ビタミンEは脂溶性ビタミンの一つで油の酸化を防ぐ働きがあります。

step 8

油を使わないカンタンな調理法をおぼえよう

この章の最後に、脂っこいものを摂りすぎていると感じている人に、家庭で手軽にできる「油を使わない調理法」について解説しましょう。

「仕事が忙しくてつい外食が多くなる」「朝ごはんを食べている時間がない」という人でも、ほんの一手間かければ「油の摂りすぎ」を抑えることができます。まずトライしてほしいのは、単純明快、野菜や果物、魚を「生で摂る」ということです。

この数日の食事を振り返って、生の食べ物をどれくらい口にしたか振り返ってみてください。思いのほか食べていないことに気づかされませんか?

生で摂ることは、果物のように包丁でカットするだけで済むケースも多く、誰でもできる最も簡単な調理法です。野菜をサラダにしていただく場合でも、生で食べられそうな葉物野菜などを適当な大きさにカットして、まず市販のノンオイルドレッシングをかけていただくことから始めるといいでしょう。

「油を使わない」と書きましたが、オメガ3系の植物油ならば構いません。少し手間はかかりますが、亜麻仁油、シソ油などに酢、塩をブレンドしたドレッシングを作れば、オメガ3系脂肪酸の補給にもつながります。

また、生野菜の補給という点では、朝の時間帯にリンゴ、ニンジン、キャベツをミキサーでジュースにしていただく習慣をつけるのもおすすめです。生食を増やすことを心がけていくと、相対的に体に負担のかかる油の摂り方の使用は減っていきます。油ものが多いということは、野菜が不足しているのだと考えるといいでしょう。

また、「生で摂る」のバリエーションとしては、「漬ける」という方法もあります。簡単にできる浅漬けの作り方を77ページで紹介していますが、こちらは良い塩を使うだけで十分に美味しく作れます。多めに作って二〜三日で食べ切るといいでしょう。

このほかにおすすめしたいのは、「蒸す・ゆでる」ということ。煮るのも悪くはありませんが、蒸したりゆでたりすると素材の味がハッキリし、味つけもシンプルで済みます。葉物野菜は生で、根菜類は蒸すかゆでるかで……炒め物・揚げ物を減らした分、この組み合わせを増やしていくようにしてください。

味つけに関しては、塩をかけるだけでも十分ですが、ダシをベースにした特製の味噌だれ、ごまだれなどをかけていただくと美味しさが増します。ただ、これも少し手間はかかるので、最初のうちは市販のポン酢などでも構いません。サラダ同様、ノンオイルのドレッシングでもいいでしょう。マヨネーズに安易に頼ってしまうのをやめて、なるべくナチュラルな味つけを心がけることです。

「煮る」ということに関しては、①最初に油で食材を炒めたりせずそのまま水で煮る、②甘辛く味付けない、この二つがポイントです。下ごしらえさえすれば鍋にかけておくだけで済みますから、これも意外と簡単です。水を多めにすれば76ページで紹介したような野菜のポトフにも変化します。

以上、忙しくてつい外食に頼ってしまうという人を意識して、なるべく手軽な調理法について解説してみました。

ここまで解説してきたように、悪い油の摂りすぎは日々の体調管理の邪魔をする要素の一つです。「食事でコンディションを整える」という発想を持つようにすることで油の害も最小限に抑えるようにしてください。

「ノンオイル」の調理法のバリエーションを増やそう

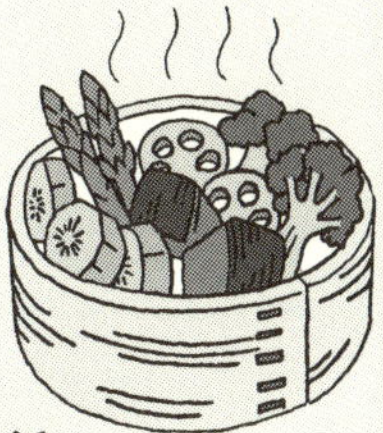

ポイント 1

とにかく野菜をたくさん食べる!

野菜を食べるように意識すると、自然とサラダ、温野菜を食べる機会が増え、相対的に揚げ物の量が減っていきます。

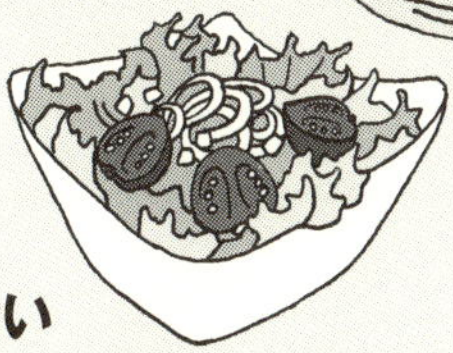

ポイント 2

ドレッシング、マヨネーズをなるべく使わない

ノンオイルドレッシングやポン酢などでいただくようにしましょう。亜麻仁油などのオメガ3系植物油ならOK。良い塩だけでも十分美味しくいただけます。

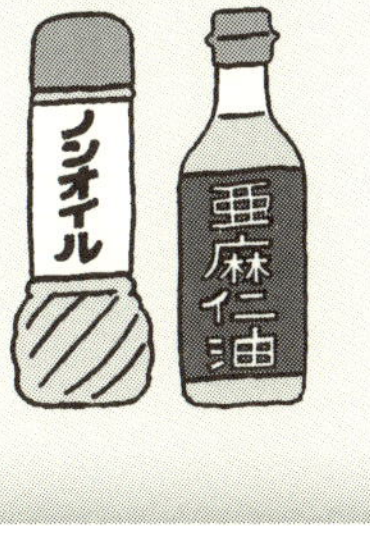

ポイント 3

「炒め物」の代わりに「煮物」を増やす

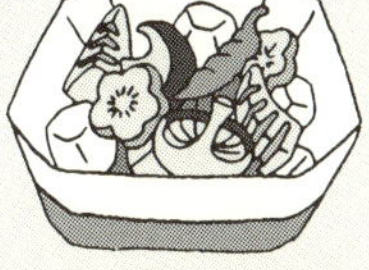

ついついフライパン料理に頼ってしまうのをやめ、煮物を作る機会を増やすこと。サラダ、温野菜、煮物のメニューを増やし、炒め物は減らしていきましょう。

Check List

第4章のチェックリスト
まずここから始めよう!

☐ **1 毎日どんな油を摂っているかをチェックする**
（使用している植物油の種類をチェックする）

☐ **2 「オメガ6系の植物油」の使用をできるだけ減らしていく**
（揚げ物・炒め物より煮物・蒸し物を増やす）

☐ **3 動物性脂肪の摂りすぎに注意する**
（「肉よりも魚」をまずは心がける）

☐ **4 オメガ3系植物油の摂取を増やす**
（亜麻仁油、シソ油、エゴマ油などを生で摂取するのが大原則）

☐ **5 炒め物が食べたい時は少量のオリーブ油を使う**
（エクストラバージンタイプがおすすめ）

☐ **6 食べ物の中に含まれる油を意識して摂るようにする**
（伝統的な和の食材に良質の油が含まれている）

☐ **7 ノンオイルの簡単な調理法をマスターする**
（サラダ、温野菜を増やし、ドレッシングはノンオイルのものを）

「油」の切り替えができるようになってきたら、健康状態もかなり改善されているはず。このあと紹介する「新谷式食事法」をマスターすればパーフェクトです。

第5章

5つのルールで「理想の食事」を身につけよう

prologue
プロローグ

さらに元気になるために心がけたいこと

ここまで「水」「塩」「砂糖」「油」という四つの食材を取り上げながら、忙しい日常の中でも活用できる新谷式食事法のポイントについて述べてきましたが、いかがだったでしょうか？

この四つのうち、生命活動の基本となるのは「塩」と「水」です。まずは良い水と塩を体内に取り入れることで、不規則な食事やストレスで汚れてしまった体液（血液、リンパ液、細胞内液）をクリーニングすることから始めてください。そのうえで「砂糖」と「油」の摂り方が工夫できるようになれば、日々のコンディションは一変するでしょう。

私がおすすめしている食事法は、食べ物や食べ方を変えることでまず腸相（腸の健康状態）を改善し、血液をきれいにし、最終的には細胞の生命力を活性化させることを目的にしています。細胞の働きが活性化されるわけですから、健康法であると同時に能力開発法とも言えます。

こうした点をふまえ、「良くなってきた体調をこのまま維持していきたい」「もっと良くしていきたい」という人は、さらに次の五つのルールを意識して生活するといいでしょう。

1、「植物食八五％：動物食一五％」を目安に食事を摂る
2、酵素を含んだ「生きた食品」の摂取を心がける
3、朝のファスティング（断食）を実践する
4、早寝早起きを習慣にし、一日の食事のリズムを整える
5、良質なサプリメントで「栄養補給」と「デトックス」をカバーする

「水」「塩」「砂糖」「油」の摂り方を変えていくことが新谷式食事法の基本編としたら、この5つのルールはさらにステップアップするための応用編に当たります。できるところからぜひ実践してみてください。

rule 1

「植物食八五％：動物食一五％」を目安に食事を摂る

毎日、何をどんなふうに食べればいいのか？　体調管理を心がけようと思った時、ほとんどの人はまず「カロリー計算をどうするか？」「栄養バランスは取れているか？」といったことをイメージするのではないでしょうか？

こうした発想がまったく無意味とは言いませんが、残念ながら肝心なことが見落とされてしまっています。その一つが本書でお伝えしてきた「水」「塩」「砂糖」「油」という四つの食材からアプローチする方法であり、これは食べ物の「質」をまず大切にするという発想だと考えればいいでしょう。

もう一つは、「食べたものが腸でどう消化されるか？」ということがポイントになります。わかりやすく言えば、同じタンパク質でも動物性と植物性では腸での消化吸収のされ方がまったく違います。従来の栄養学ではどちらも同じタンパク質としてカウントされますが、消化のされ方が違う以上、分けてとらえたほうが現実的です。腸との相性から見ると、植物性のほうが圧倒的に優れているからです。

たまに摂るなら構いませんが、現代人が肉類を少々摂りすぎていることは多くの人が気づいているはずです。肉類などの動物性食品を摂りすぎると腸相（腸の健康状態）が悪化してしまうということは、内視鏡ドクターである私の過去四〇年にわたる臨床からもハッキリと確認できています。

何をどんなふうに食べればいいのか？　人間の歯は穀類をすりつぶす臼歯と野菜をくだく門歯、肉などをちぎる犬歯が「五：二：一」の割合で生えています。臼歯と門歯は植物を、犬歯は動物を食べるための歯ということになりますから「植物食七：動物食一」、もう少しわかりやすい数字に表すならば「植物食八五％：動物食一五％」という割合が自然の摂理に従った食べ方ということになります。

もちろん、自然の摂理に従うという意味では、植物食は自然に近い状態であること、つまり未精製であることが重要であることもわかります。興味深いことに、この割合で食事を摂るようにすると腸相が最も安定するのです。次ページの新谷式食事健康法の全体像を参考にしながら、この食べ方をぜひ実践してみてください。

何をどう食べればいいか一目でわかる！
新谷式食事健康法の全体像

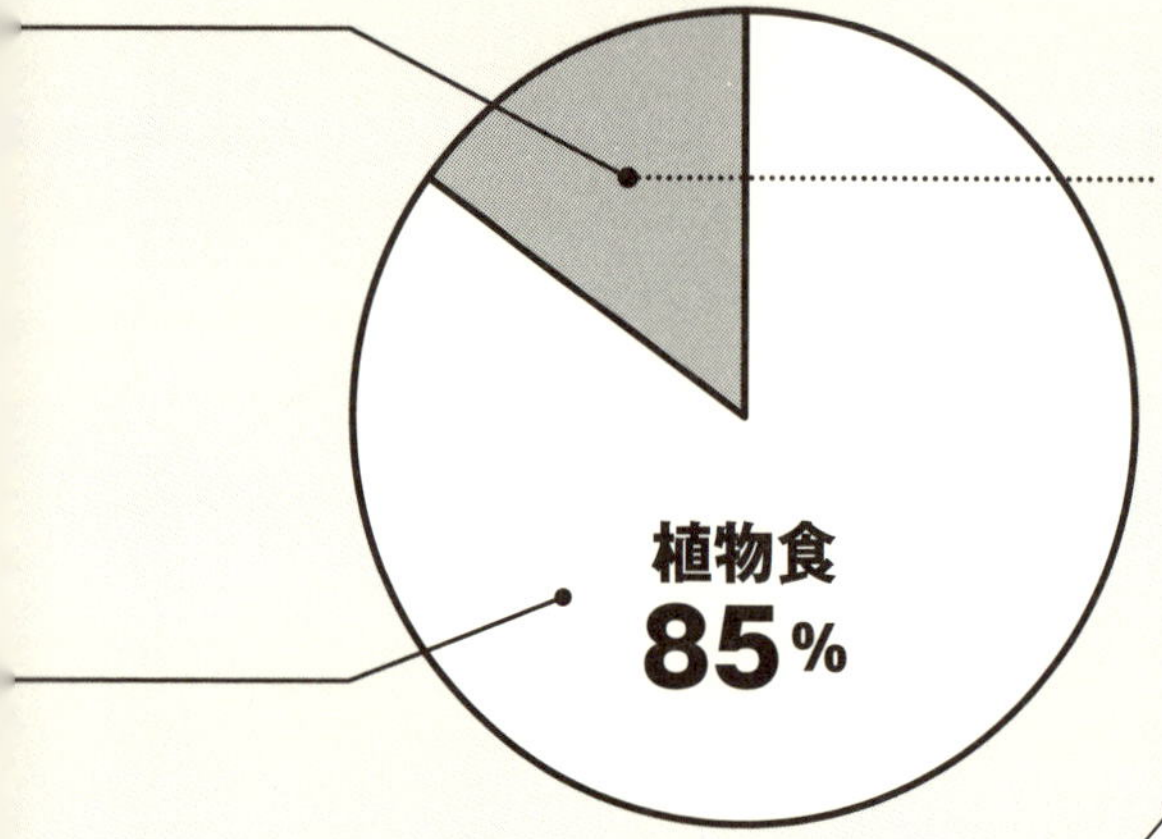

控えたいもの

- タバコ、アルコール
- コーヒー、お茶
- 清涼飲料水、スポーツ飲料、栄養ドリンクなど
- 牛乳・乳製品
- 食塩（イオン交換膜）
- 精製した糖質、砂糖
- オメガ6系植物油、動物性脂肪

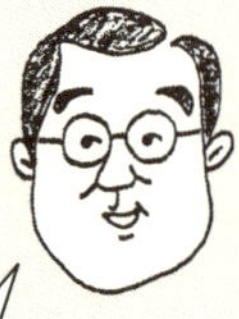

新谷先生のコメント

野菜や果物をとにかくたっぷり摂る。肉類は少なめにして魚を選ぶようにする。まずはこの点に気をつけつつ、できるところから食事の内容をチェンジしてみてください、1～3カ月ほどでお腹の調子が良くなるなど、体調面の変化が感じられるはずです。疲労感が抜け、やる気が湧いてくるでしょう。

動物食

- **魚介類**（週2〜3回）
- **肉類・肉加工品**（月1〜2回）
- **卵**（週2〜3回）

植物食

穀物、副穀物 （玄米、胚芽米、押麦、ヒエ、アワ、キビ、アマランサス、十割そば、全粒粉パン、オートミールなど）	**50%**
豆類 大豆・大豆製品（豆腐、納豆、豆乳）、小豆、金時豆など	**5%**
葉物野菜、根菜類、海藻類、キノコ類	**30〜35%**
果実	**10〜15%**

サプリメント
栄養補給＋デトックス
（詳しくは184ページ参照）

水
（1日1〜1.5ℓ）

rule
2

酵素を含んだ「生きた食品」の摂取を心がける

「植物性か、動物性か」という分け方に加え、もう一つ意識してほしいのが「生きた食品」であるかどうかという点です。

「生きた食品」などと言ってもピンと来ない人もいるかもしれませんが、**①鮮度が高いこと、②生であること、③自然に近い条件で育てられていること**……などの条件を満たした食品と考えればいいでしょう。もっと言えば、その食品の持っている「生命力の高さ」ととらえてもいいかもしれません。

前項で述べた「食べ物の質を大切にする」という発想と重なる面があることがわかると思いますが、従来の栄養学ではこうした点もほとんど考慮されません。加熱した食品であろうと、生の食品であろうと、含有されている栄養素の量が同じであれば体への作用も基本的に同じであると考えるからです。

しかし、仕事が忙しくてレトルト食品やインスタント食品ばかりを食べるような毎日が続いたら、誰もが新鮮な野菜や果物が欲しくなりますね？　こうした体の欲求を「ビタミンやミネラルが足りないからだ」と考えるだけでは、食べ物もまた生命の一つであるという現実が見えなくなってしまいます。ビタミンやミネラル、その他の栄養素をいくら結びつけても、それだけで生命を作ることはできません。栄養素を摂取するという発想だけでは、大事なものがどうしても欠落してしまうのです。

では、「生きた食品」とそうでない食品との違いはどこにあるのでしょう？　そこで注目されるのがその食品に含まれる酵素の存在です。体内のあらゆる生命活動の媒介（触媒）として働く酵素は、「生きた食品」にしか含まれません。生命が活動している（生きている）ということは、酵素が働いている状態でもあるからです。

ビタミンやミネラルなども大事ですが、これらの微量栄養素は酵素の働きを助ける成分＝補酵素として機能しています。生の野菜や果物にビタミンやミネラルが多く含まれるのは、その大元である酵素が活発に働いているからなのです。

次ページの私のアドバイスを参考に、酵素を含んだ「生きた食品」を食べる割合を増やすよう心がけてください。活力が高まり、体調管理がさらに容易になるでしょう。

「酵素」を多く含む食品を摂ろう！

1. 新鮮である

2. 生である

3. 自然に近い条件で栽培されている（オーガニック食材など）

↓

酵素が豊富な証拠!

（生命力が高い）

新谷先生のコメント

食べ物を加熱加工すると、生命活動の源である酵素が失われてしまいます。食べ物の中には加熱調理が必要なものもあり、煮炊きすることも人間の食文化の一つですが、これがいきすぎてレトルト食品、インスタント食品、菓子パンなどの偏った食事を続けていると、生命力は確実に低下します。疲労がたまっている時、活力が湧かない時などは、酵素が豊富な「生きた食品」を特に多めに摂るように心がけてください。

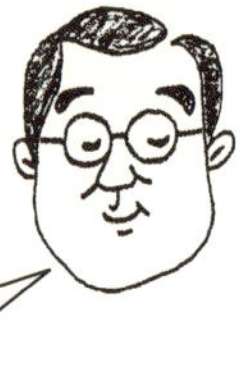

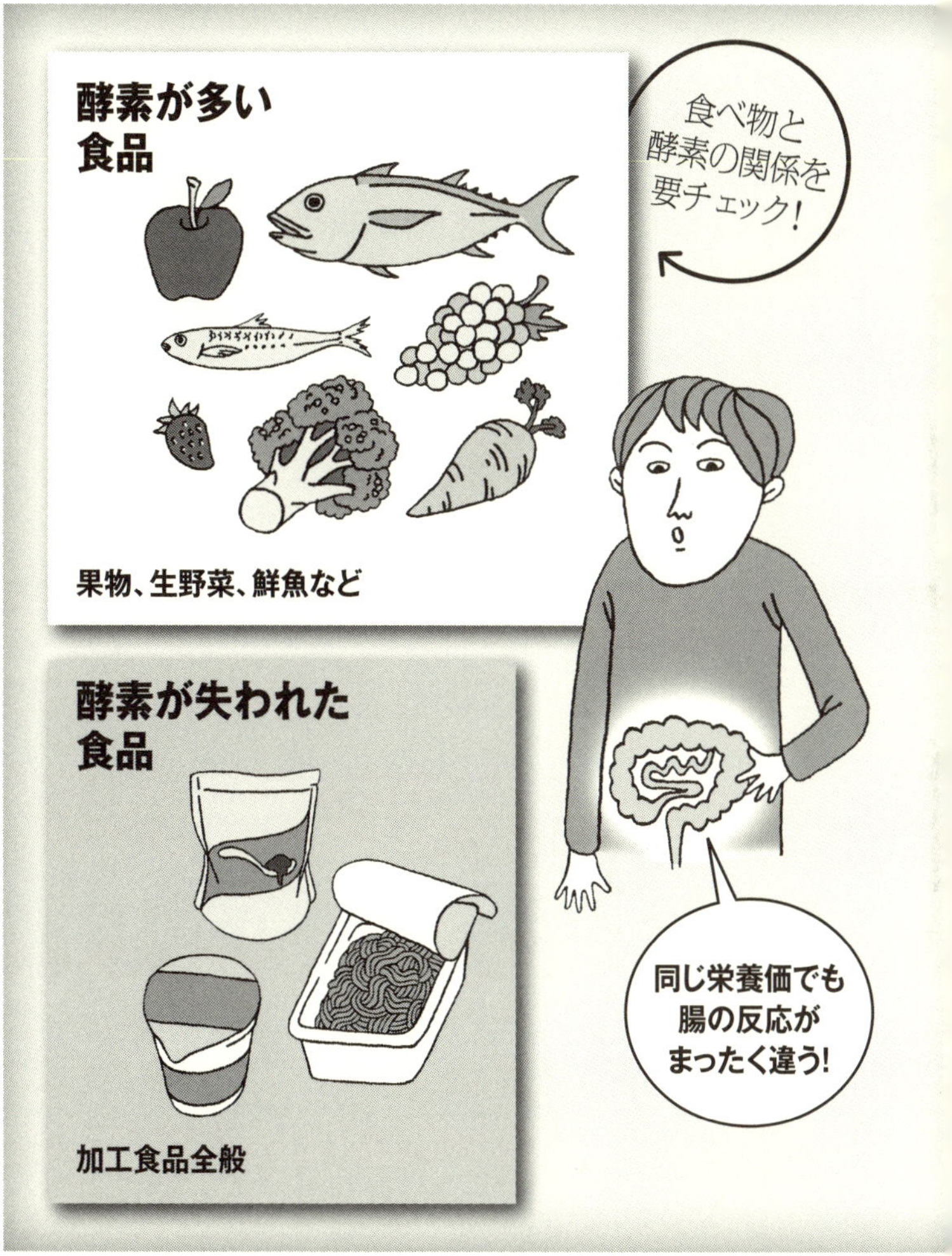
酵素が多い
食品
果物、生野菜、鮮魚など
食べ物と
酵素の関係を
要チェック!
酵素が失われた
食品
加工食品全般
同じ栄養価でも
腸の反応が
まったく違う!

rule 3

朝のファスティング（断食）を実践する

次に考えてほしいのは、体（腸）にたまった老廃物や毒素を排出させる「デトックス」の実践です。つまり、栄養を「入れる」だけでなく体に不要なものを「出す」ことも、食べるということの一環としてとらえてほしいのです。

実際、栄養豊富とされる肉類などの動物性タンパク質は、食物繊維がまったく含まれないため腸内に食べカスが停滞しやすく、放置しておくと腐敗して多数の有害物質が分泌されるようになります。こうした状態が慢性化すれば代謝がスムーズに進まなくなり、体に負担がかかる結果になってしまいます。

スムーズに出すことができるからこそ、体が必要としている栄養素を上手に取り入れることができるのです。この出し入れのリズムが狂ってしまうと、日々のコンディションを整えるのが難しくなってきます。精神的にイライラしたり、不安になったりすることも多くなり、思うように能力を発揮できなくなるでしょう。

こうした状態から抜け出すには、まず食べる量を減らしてみること、すなわちファスティング（断食）が一番です。朝・昼・晩とひっきりなしに食べ物を口に入れるのをやめ、「空腹を感じる時間」を意識的に作るようにしてください。空腹は消化管を休め、機能回復をはかるための最適な方法だからです。

もちろん、やせたい一心で無理に絶食を続けるのはよくありません。私がおすすめしているのは、朝のファスティング（断食）です。食べないと言っても、果物や生野菜のような消化酵素を使わないで済む生の食材はしっかり摂って、ビタミンやミネラルの補給は忘れないようにすること。そのうえで「良い水」をこまめに飲むようにすれば、体にたまった老廃物を体外に押し流すこともできます。

まずは前の晩の食事をなるべく早めに済ませ、朝は水と果物を中心の食事に切り替えてみてください。そのままお昼までの時間を過ごすようにすると、睡眠中も含め一日のじつに三分の二を「ファスティング＝デトックスタイム」に充てることができます。長期の断食を一人で行うのは危険ですが、こうした「朝断食」ならば誰もが毎日続けられます。とても簡単な方法なので、ぜひトライしてください。

カンタン！「朝のファスティング」でデトックスを実践しよう

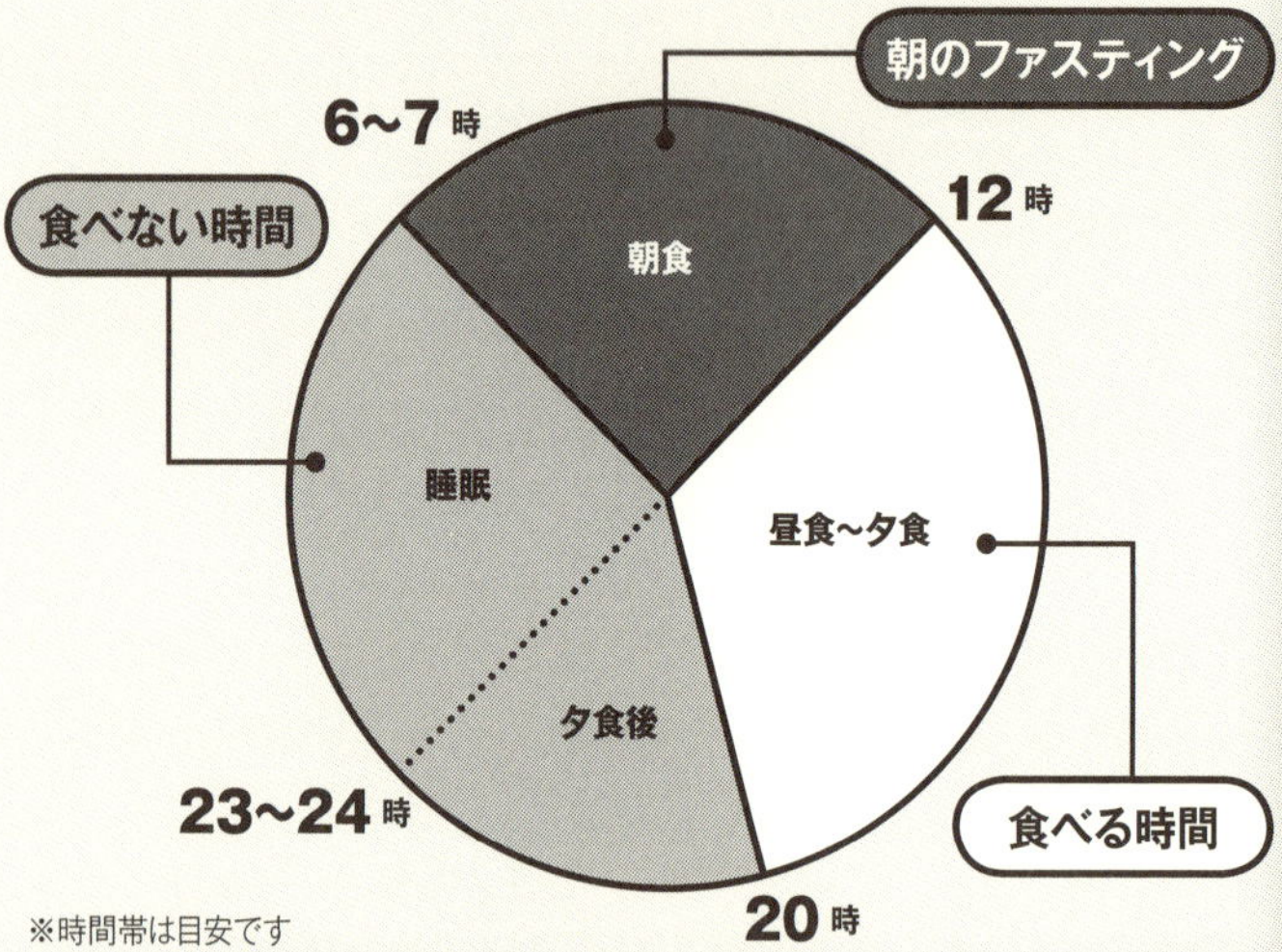

※時間帯は目安です

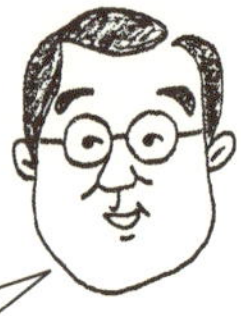

新谷先生のコメント

朝のファスティングと言っても、基本は朝食を「良い水と果物」に切り替えるだけ。「体が重いな」「少し太りすぎだな」と感じている人は、特に意識して実践するといいでしょう。ポイントは、ただ食べるのをガマンする「絶食」は避け、消化の負担がかからない果物や生野菜などからビタミン、ミネラルなどをしっかり摂ること。184ページの「ルール5」を参考に、サプリメントで微量栄養素を補給することもおすすめです。

朝のファスティングの「理想形」

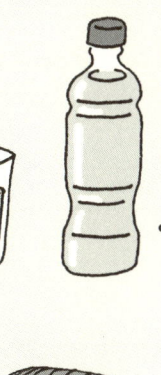

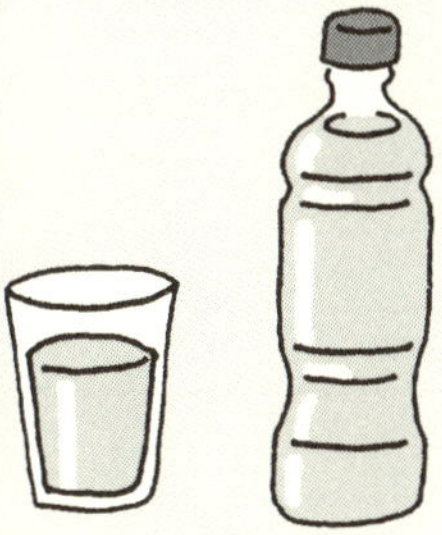

朝一番に「良い水」を飲む

朝起きたらまず、コップ1杯（200ml）の水をゆっくり飲みましょう。冷えすぎた水はNG。自然の塩を一つまみ加えても構いません。

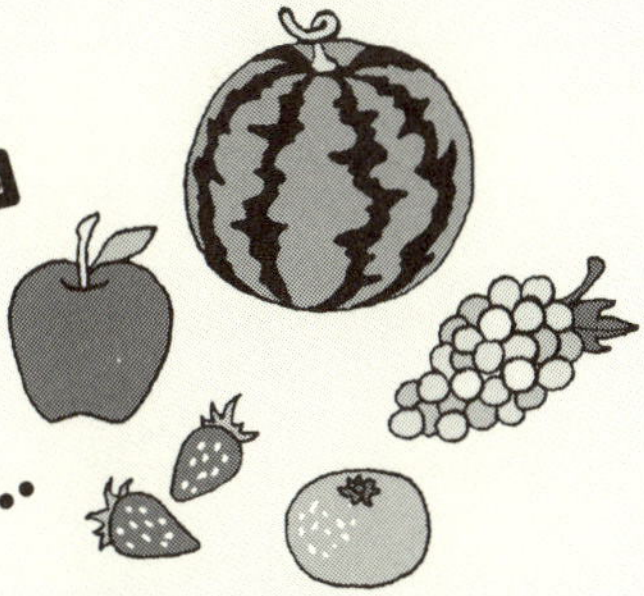

季節の果物を食べる

新鮮であることが第一条件。119ページで紹介した糖度を目安に2～3種類いただくのが理想です。果物だけではつらいという人は、バナナやドライフルーツを加えて腹持ちを良くしてください。ミキサーでジュースにするのもおすすめです。

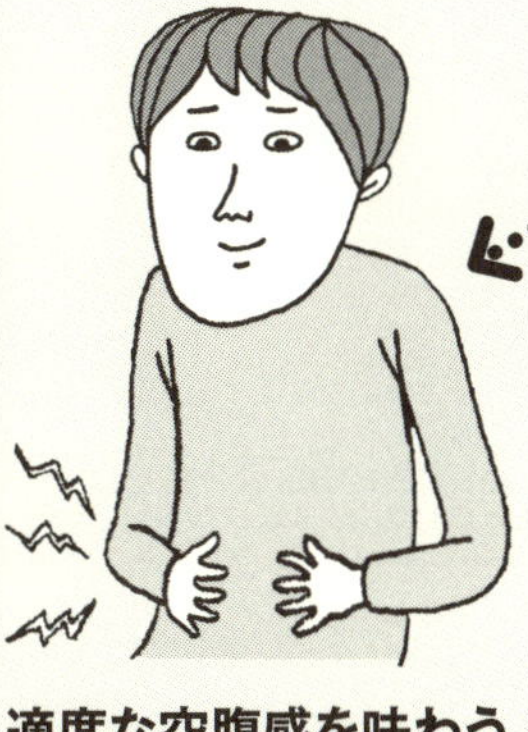

適度な空腹感を味わう

お腹が「グー」と鳴ったら腸が元気になり始めた証拠。すぐに食べ物を口にせず、空腹感を味わうようにしてください。お昼ごはんがとてもおいしく感じられるはずです。

rule
4

早寝早起きを習慣にし、一日の食事のリズムを整える

本書では健康な生活を送るための秘訣として、賢い食材の選び方・食べ方などをお伝えしてきましたが、ここで一つ注意してほしいのは「生活リズムが乱れていると良い食事の効果も得られにくい」ということです。

人間も自然界に存在する動物の一つですから、自然の摂理から外れた生活をすればその分生活リズムは乱れ、体調もコントロールしにくくなります。なかでも問題になるのが、いまや当たり前となってしまった夜更かしの習慣です。

「一二時すぎに就寝するのは当たり前、おかげで朝もなかなか起きられない」……こうした生活を毎日のように続けている人は要注意です。これでは寝不足が慢性化するばかりか、自律神経の働きが乱れてしまい、食事を改善しても体調不良がなかなかなくならず、心身が不安定になりやすくなります。

「仕事が忙しくてどうしても寝るのが遅くなる」という人も多いかもしれませんが、一念発起して朝型の生活に切り替えてみてください。片付かない仕事があったら夜更かしせずに早寝早起きして、朝の時間帯を有効活用すればいいのです。

最近では、こうした朝型生活で体調管理をしている人も増えてきているようですが、実際にやってみるとそれほど難しいことではありません。私からのアドバイスとしては、睡眠時の負担を減らすため夕食の時間帯を極力早くするということ。残業などがある場合でもすべての仕事を終えてからではなく、六～七時台に食事を摂って一服する。こうすれば帰宅が遅くなっても一二時前の就寝が守りやすくなります。

日が暮れた夜に体を休め、日の出とともに目を覚まし活動を始める。こうした動物が当たり前に行っている生活を取り戻すと、それだけで体にかかる負荷が減り、快適な毎日が送りやすくなります。毎日の食事にも自然とリズムが生まれるようになり、食べ物の効果がより体感できるようになるでしょう。

できればこうした早寝早起きに加え、本書で紹介した朝のファスティングや良い水の補給、そして体操やウオーキングなどの適度な運動を取り入れ、毎日の体調管理に努めてください。精神的にも前向きになりやる気も湧いてくるはずです。

良い習慣を定着させ、生活に「リズム」を作ろう！

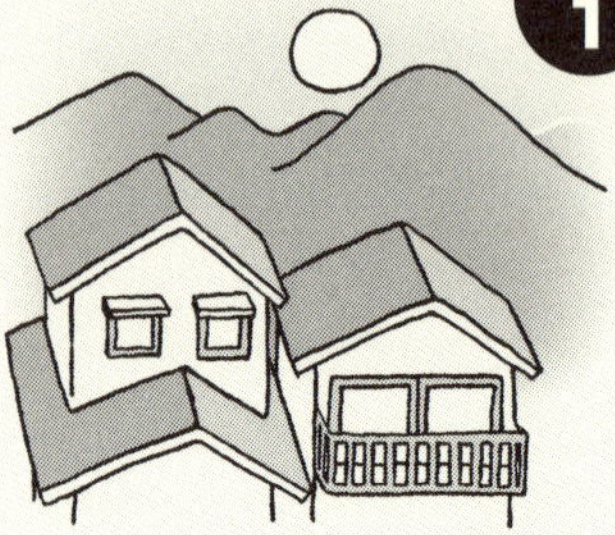

リズム 1

早寝早起きして朝のファスティング

12時前に就寝→6時起床を目安に、夜型の生活習慣をチェンジしましょう。仕事が忙しい場合も早起きして朝の時間帯を活用すること。ルール3の朝のファスティング（→176〜179ページ参照）を併用すると健康レベルがより高められます。

リズム 2

朝・午前・午後に良い水を補給

朝の時間帯・午前・午後にそれぞれ500mlずつを目安に、良い水をたっぷり補給しましょう。水分補給がコンスタントに行えるようになると体液の循環が良くなり、栄養と老廃物の出し入れがスムーズに行えるようになります。

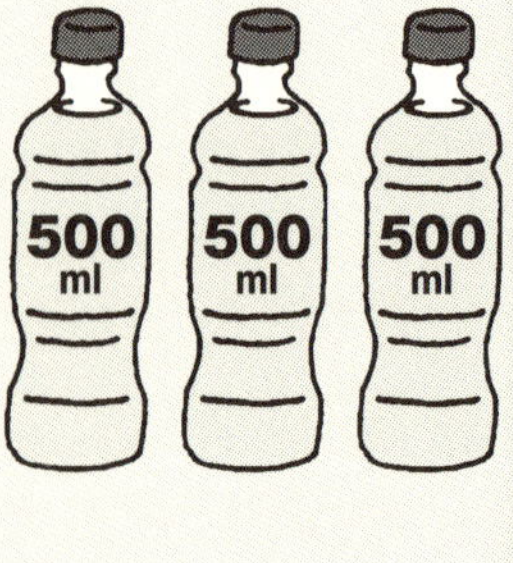

リズム 3 昼食のあとは「クイック睡眠」

食事を摂ると眠くなるのも自然の摂理。昼食を摂った後は5～10分程度の仮眠を心がけましょう。わずかな時間でも効果抜群。すぐに活動を始めるとあとでドッと疲れが出てくるものです。食べている時はリラックスして、よく噛んでいただくことも大切です。

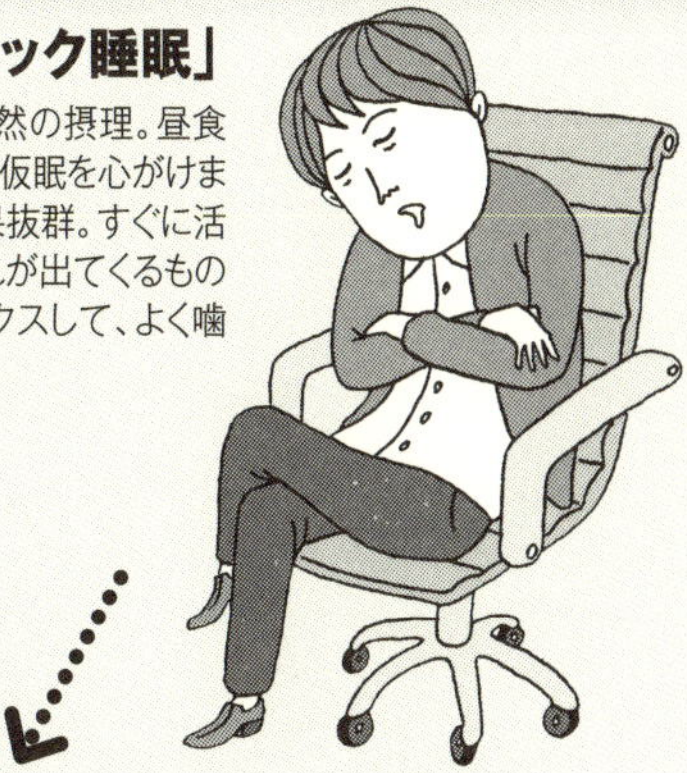

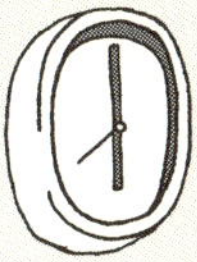

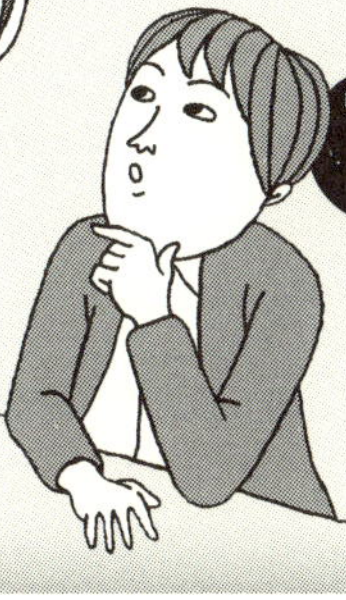

リズム 4 夕食は早めに摂る

（就寝の4時間前までが理想）

忙しい時でも夕食を早めに摂るようにすると睡眠レベルが高まり、毎日の体調が格段に良くなります。間食をなるべく避け、6時前にはお腹が「グー」となる習慣をつけましょう。夕食を早くいただくと睡眠までの時間がたっぷり使えます。

新谷先生のコメント

食事のリズムは生活リズムの一部。忙しい日常の中で自然の摂理に合わせた生活をいかに送ることができるか？　一人一人の生活状況に合わせて工夫するといいでしょう。このほか一日15～30分程度ウオーキングを行ったり、こまめな深呼吸を取り入れたりすると、生活のリズムは整いやすくなります。運動することは大事なことですがあまり激しいスポーツは禁物。こうした生活習慣を取り入れたほうが体にははるかにプラスになります。

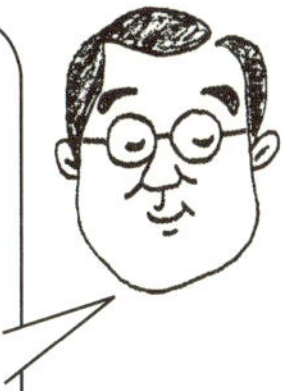

rule 5

良質なサプリメントで「栄養補給」と「デトックス」をカバーする

最後に、食生活の不足を補い、体調管理がさらにラクになるサプリメントの摂り方についても述べておくことにしましょう。

「塩」について解説した第2章でもふれましたが、現代では野菜や果物に含まれる微量栄養素（ミネラル・ビタミン）の量が昔に比べて大幅に低下してしまっています。まずは毎日の食事を改善していくことが大切ですが、体調をさらに充実させたいという人は良質のサプリメントを摂取することもおすすめです。

では、数多くあるサプリメントのうちどんなものを摂取すればいいでしょうか？　不足しているミネラルやビタミンの補給がまず思い浮かんだかもしれませんが、これらの微量栄養素は生命活動の源である酵素の働きを助ける「補酵素」として知られています。ミネラルやビタミンが不足しているということは、根本的に見た場合、体内の酵素の活動が低下してしまっていると考えるべきなのです。

こうした点をふまえると、まず酵素サプリメントを摂り、そのうえで様々な微量成分がバランス良く配合されたマルチミネラル、マルチビタミンを摂る……これが生命活動を活性化させる理想的な組み合わせであることがわかります。

また、こうした栄養補給系のサプリメントとは別に、体にたまった老廃物の解毒をうながし、腸内環境を整えるデトックス系のサプリメントの摂取も考えてみてください。朝のファスティングを行いつつこうしたデトックス系サプリメントを摂取すると、右に挙げた栄養補給系のサプリメントの吸収力が高まり、さらに活かしやすくなります。

腸の便や老廃物をすみやかにクリーニングする漢方系の「花のつぼみ」や、腸内の善玉菌（乳酸菌）を増やす「乳酸菌生成エキス」などが特におすすめです。ストレス過多で腸にトラブルを抱えている人や慢性的な便秘症に悩まされている人は、まずこちらから始めるのもいいでしょう。

このほかサプリメントではありませんが、「コーヒーエネマ」（コーヒー浣腸）を週に一回程度併用すると腸のクリーニング効果はさらに高められます。腸の健康が全身の健康に及ぶことを理解し、日頃からしっかりとケアに努めてください。

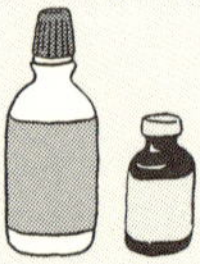

押さえておきたい！ サプリメントの正しい摂り方

栄養補給系サプリメント

酵素

自然の野菜や果物に含まれる酵素に有用微生物（乳酸菌、麹菌、納豆菌、酵母など）を加えた自然由来の酵素サプリメントがおすすめです。アメリカでは、消化酵素（リパーゼ、アミラーゼ、プロテアーゼ）を胃薬の代わりに服用する人も多くいますが、私としてはこうした化学合成したものよりも自然の食品を原料にしたタイプのほうが吸収率が高いと考えています。日頃から新鮮な果物や生野菜をたっぷりと摂るように心がけつつ、できれば質の高い酵素サプリメントを取り入れるようにしてください。体内酵素の浪費を最小限に抑えることができ、細胞の活力を高めることができるでしょう。

＋

マルチミネラル　マルチビタミン

ミネラルやビタミンは単独で成分を摂取しても十分な効力を発揮しません。まずは様々な成分が幅広く摂取できるマルチタイプのものを摂取するといいでしょう。ビタミンに関しては化学合成もできますが、食品由来のもののほうが体になじみやすく、効果も高いと言えます。マルチタイプでミネラル・ビタミンを長く摂り続けるようにすると、これだけでも健康の土台が作りやすくなるでしょう。なお、ミネラル・ビタミンは補酵素と呼ばれているように、酵素の働きを補佐する成分です。酵素サプリメントとともに摂取すると、その効果をさらに高めることができるはずです。

デトックス系サプリメント

花のつぼみ

腸にたまった便や老廃物は有害物質を生み出し、腸相を悪化させる要因になります。漢方のハーブが配合された「花のつぼみ」のようなデトックス系サプリメントでお腹のなかをクリーニングすると、それだけでエネルギー代謝が高まり、体の不快症状が治まっていきます。便秘がひどい人はコーヒーエネマ（浣腸）もおすすめです。

＋

乳酸菌生成エキス

腸のデトックスをうながすもう一つの方法は、腸内の善玉菌（乳酸菌）を増やすこと。ただ、ヨーグルトや乳酸菌飲料を飲んでも、そこに含まれる乳酸菌が腸まで無事に届くかわかりません。腸内ですでに活動している乳酸菌の増殖をうながす乳酸菌生成エキスをサプリメントで摂ることで、より確実に腸のクリーニングを進めていくことができるでしょう。

新谷先生のコメント

良質サプリメントは、毎日の食事の不足を補う「栄養補助食品」として機能しますが、その人の生活状況によって必要な成分は異なってきます。ここで挙げた栄養補給系とデトックス系のサプリメントをベースにして、自分の体に合ったものを継続摂取するようにしてください。ポイントはいたずらに安すぎるものや、製造元の案内が不十分なものは避けること。毎日の習慣にするのが理想ですが、体調不良の時に摂るだけでもいいでしょう。

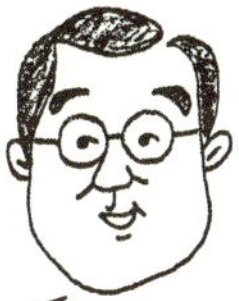

酵素サプリメント、マルチミネラル・マルチビタミン、乳酸発酵エキス（ヘルシーウェーブ☎03-3560-7608）／花のつぼみ、コーヒーエネマ（ディーセントワーク☎03-3548-3382）

あとがき

体が心地よく感じる食事を摂るために

私は内視鏡のドクターとして、長い間「食事で病気にならない体を作る」ことを多くの人にすすめてきました。

いまでこそ予防医学という言葉がありますが、私がこうした食事健康法を提案するようになった三〇〜四〇年ほど前は、そもそも食事と健康を結びつけるという発想自体があまりありませんでした。

病気は医者が治すもの、医者が処方する薬を飲んで安静にすれば良くなっていく……こんな言葉が当たり前のように信じられていたからです。しかも、良くならなければ手術や化学療法の出番です。

こうしたやり方を続けるかぎり、症状が一時的に抑えられることはあっても、健康状態が改善されるということはありません。体質的に元気な人は徐々に回復していきますが、無理を繰り返せばやがて健康の貯金は使い果たされ、ついには生命を縮めてしまうことになるわけです。

私がこうした症状を抑えるだけの医療に携わらないですんだのは、レジデント（研修医）としてニューヨークに留学して数年後に、当時開発されたばかりの大腸内視鏡と出合うことができたからです。

この内視鏡の挿入法を考案し、患者さんの胃や腸の内部を来る日も来る日も観察することで食べ物と腸との密接な関係をハッキリとつかみとることができたのです。私が提唱する食事健康法（シンヤビオジマ）は、「摂取した食べ物が腸でどう消化・吸収・排泄されるか」という内視鏡を通じて得られた所見がベースになっています。

どんな栄養素をどれだけ摂ればいいかを問うのが栄養学の基礎であるとするならば、そこに決定的に欠けていたのが、「その摂取した栄養素が腸でどう反応するか？」という点です。

もっと言えば、体が本当に望んでいる食べ物なのか？……この点を確かめることなく、ただ成分を分析し、栄養バランスを問うだけでは、人を健康に導いていくことができません。腸の健康を基本にすることで、食事と健康の関係が初めて明確なものになってくるのです。

こうした視点に基づいて、私は患者さんに食事の指導を続けてきました。その内容についてはこれまでの著書でも紹介してきましたが、読者の皆さんのなかには「いきなり実践するのは難しい」「ストイックすぎる」と感じられた人も少なからずいたようです。

実際には、私はそれほどストイックな生活を送っているわけではありません。食べると体調が良くなるものを摂るように心がけていった結果、ごく自然に日常の中で定着していったのです。

いまでは多少落ち着いてきましたが、壮年期の私は内視鏡医学の第一人者だったこともあり、話せば驚くくらいの激務をこなしていました。そのなかで病気一つせず元気に仕事を続けてこられたのは、内視鏡を通じて学んだ食事の知恵を自ら実践してこられたからなのです。

本書ではそのエッセンスを、「水」「塩」「砂糖」「油」という四つの食材に絞って解説してきました。第5章で私の食事健康法の全体像を示しましたが、こうした予備知識なしでも、この四つの食材に意識を向け、その質を高めていく努力をするだけで健康状態は大きく変わっていきます。

いきなり完璧なことを求めようとせず、一つ一つのステップをできる範囲で実行していってください。パズルのピースが埋まっていくにつれて、体はこれまでにない心地よさを感じるようになります。

そうなれば、それまで面倒に感じたり、そこまでしないでいいだろうと感じていたりしたことも、前向きな気持ちでトライしてみたくなります。もちろん、体調の変化とともに日常も大きく変わっていくでしょう。

本書は新谷式の入門書のような一冊ですが、実践していくにつれて食べ物と生命の奥の深いつながりが感じとれるようになるはずです。

新谷弘実

水と塩を変えると病気にならない

2011年3月10日　第1刷発行

著者　新谷弘実
発行者　石﨑 孟
発行所　株式会社マガジンハウス
〒104-8003 東京都中央区銀座3-13-10
受注センター ☎049-275-1811
書籍編集部 ☎03-3545-7030
印刷・製本所　中央精版印刷株式会社
企画　長沼敬憲（Thunder-r-labo）
装丁　野津明子（böna）
イラスト　海野 玲

ISBN978-4-8387-2242-6 C0095